Thomas Müllner, Susanne Altmann
Meine Schulter

Prim. Univ. Doz. Dr. med. Thomas Müllner
Mag. Dr. Susanne Altmann

Meine Schulter
endlich wieder schmerzfrei

maudrich

Prim. Univ. Doz. Dr. med. Thomas Müllner, PhD

Facharzt für Orthopädie und orthopädische Chirurgie sowie Facharzt für Unfallchirurgie in eigener Praxis in Wien und Tulln, Spezialausbildungen in Sportchirurgie, arthroskopischer Chirurgie und minimal invasiver Endoprothetik. Vorstand der Abteilungen für Orthopädie und Traumatologie, Evangelisches Krankenhaus Wien.

Mag. Dr. phil. Susanne Altmann

Soziologin (Schwerpunkt: Medizin- und Gesundheitssoziologie) und Pflegewissenschaftlerin, Bewegungsberaterin, arbeitete in der Pharmabranche und an der Medizinischen Universität Wien, seit über 10 Jahren im alternativmedizinischen Bereich tätig.

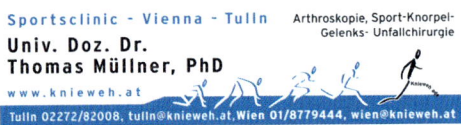

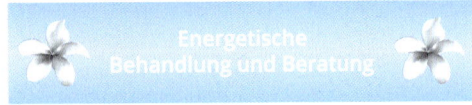

Unfallchirurgie – Orthopädie – Sportchirurgie
1130 Wien, Kupelwiesergasse 15
Tel: +43 (0) 1 877 94 44
E-Mail: wien@knieweh.at
3430 Tulln, Karl Metz-Gasse 4
Tel: +43 (0) 2272 82008
E-Mail: tulln@knieweh.at
www.myshoulder.at   www.schulterweh.at

Mag. Dr. Susanne Altmann
Energetische Behandlung und Beratung
mit Herz & Verstand
Alser Straße 18/21
1090 Wien
Tel.: +43 664 144 77 89
E-Mail: info@energetischebehandlung.at
www.energetischebehandlung.at

**Bibliografische Information
der Deutschen Nationalbibliothek**
Die Deutsche Nationalbibliothek verzeichnet diese Publikation in der Deutschen Nationalbibliografie; detaillierte bibliografische Daten sind im Internet über http://dnb.d-nb.de abrufbar.

Umschlaggestaltung, Typografie & Satz:
Florian Spielauer
Umschlagfoto: © Peter Atkins – fotolia.com
Druck: Gorenjski tisk storitve
Printed in Slovenia
ISBN 978-3-85175-987-7

Dieses Buch informiert Sie über verschiedene Schultererkrankungen und deren konservative und operative Behandlungsmöglichkeiten. Keinesfalls kann es medizinischen Rat ersetzen! Für die korrekte Erstellung der Diagnose und die entsprechende Behandlung bei bestehenden Erkrankungen sowie bei akuten Beschwerden konsultieren Sie stets einen Facharzt.

Wegen stilistischer Klarheit und leichterer Lesbarkeit wurde im Text auf die sprachliche Verwendung weiblicher Formen verzichtet. Ausdrücklich sei hier festgehalten, dass die Verwendung der männlichen Form inhaltlich natürlich für Frauen und Männer gilt und keinesfalls einen sexistischen Sprachgebrauch darstellt.

Vorwort

Das Schultergelenk ist das beweglichste Gelenk des menschlichen Körpers, aber auch eines der verletzungsanfälligsten Gelenke. Es ist bei Sportverletzungen nach dem Kniegelenk das am zweithäufigsten betroffene Gelenk. Neben Verletzungen sind aber auch Abnützungserscheinungen häufig für schmerzhafte Funktionseinschränkungen der Schulter verantwortlich. Für alle unsere täglichen Verrichtungen – sei es im Beruf, im Haushalt oder beim Sport – ist die Beweglichkeit unserer Schulter und Hände eine entscheidende Voraussetzung. Egal, ob wir den ganzen Tag am Computer sitzen und schreiben oder schwere körperliche Arbeiten verrichten müssen – ohne funktionierendes Schultergelenk ist es kaum möglich, den Alltag zu meistern.

Die Schulterchirurgie hat sich in den letzten Jahren stark weiter entwickelt, was auf die neuesten Erkenntnisse der Biomechanik sowie auf verbesserte Operationstechniken zurückzuführen ist. Das Spektrum konventioneller operativer Möglichkeiten reicht von der Arthroskopie (Gelenksspiegelung), zum Beispiel für die Wiederbefestigung von Sehnen, bis hin zur Einsetzung künstlicher Schultergelenke mittels minimal invasiver Techniken.

Als Vorstand der Abteilungen für Orthopädie und Traumatologie im Evangelischen Krankenhaus Wien freue ich mich gemeinsam mit Frau Primaria Dr. Sabine Junk-Jantsch das gesamte Spektrum der Schulterchirurgie von der Arthroskopie bis hin zur Rheumachirurgie abdecken zu können.

Sehr geehrte Leserinnen und Leser, verwenden Sie diesen Ratgeber als wertvolles Nachschlagewerk bei Schultererkrankungen und Verletzungen, verabsäumen Sie jedoch nicht, bei akuten sowie chronischen Schmerzen in diesem Gelenk einen Facharzt aufzusuchen. Geben Sie Ihrer Schulter wieder die Beweglichkeit, die sie ursprünglich hatte, und nehmen Sie Schulterprobleme nicht auf die leichte Schulter!

Prim. Univ. Doz. Dr. med. Thomas Müllner, PhD

Bewegungsmangel ist ein Phänomen unserer Zeit und viele Krankheiten wie Herzkreislauferkrankungen, Diabetes, Osteoporose, aber auch diverse orthopädische Leiden sind darauf zurückzuführen. Es bedarf der ‚richtigen' Bewegungen, nämlich jener sportlichen Aktivitäten, die für den Betroffenen auch tatsächlich geeignet sind. So sind moderne Freizeitaktivitäten wie Mountainbiken, Snowboarden, Windsurfen oder Kitesurfen, aber auch manche Ballsportarten nicht immer ein Segen für die Gelenke. Sie können zu akuten Verletzungen und chronischen Beschwerden führen. 5–8 % aller akuten Verletzungen des menschlichen Körpers betreffen die Schulter, wobei etwa 3 % aufgrund von Überlastungen entstehen. Von akuten Schulterverletzungen, wie beispielsweise Verrenkungen, sind besonders häufig männliche Aktive vom Jugendalter bis zum 45. Lebensjahr betroffen. Zu den akuten Schulterverletzungen zählen auch Brüche des Schultereckgelenks oder des Schlüsselbeins.

Das chirurgische Messer ist nicht immer die Methode der ersten Wahl: Medikamentöse Behandlungen, Akupunktur, Homöopathie, physikalische Maßnahmen, Physiotherapie, Massagen, aber auch gezielte bewegungstherapeutische Maßnahmen bringen der Schulter in vielen Fällen wieder ihre Beweglichkeit und Schmerzfreiheit zurück, oft bis ins hohe Alter.

Erfahren Sie hier mehr über diverse Schulterverletzungen im Sport und seien Sie nicht überrascht, dass auch Schwimmen – gepriesen als eine der gesündesten Sportarten – Schulterleiden hervorrufen kann. Ballsportarten mit Über-Kopf-Bewegungen, Tennis sowie Snowboarden sind weitere Sportarten, die Schulterprobleme verursachen können. Hören Sie aber bitte nicht auf, sportlichen Aktivitäten in Ihrem Leben genügend Raum zu geben bzw. denken Sie an das „Wundermittel" Bewegung, das individuell einsetzbar und dosierbar ist. Und vergessen Sie nicht: Auch die Schulter braucht Bewegung!

Mag. Dr. Susanne Altmann

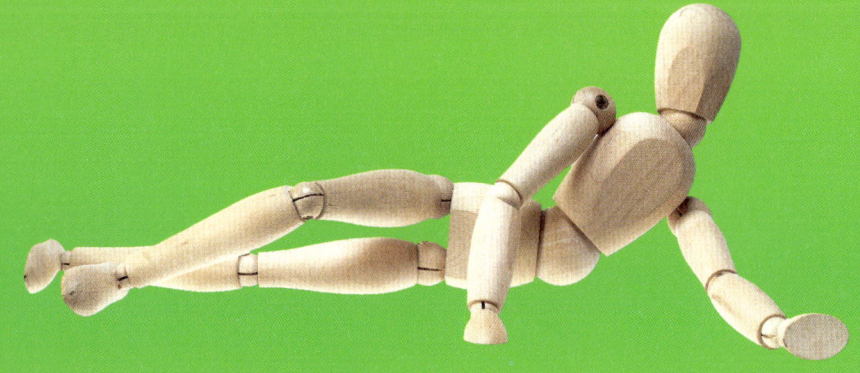

Das Schultergelenk

Die Kunst der Bewegung

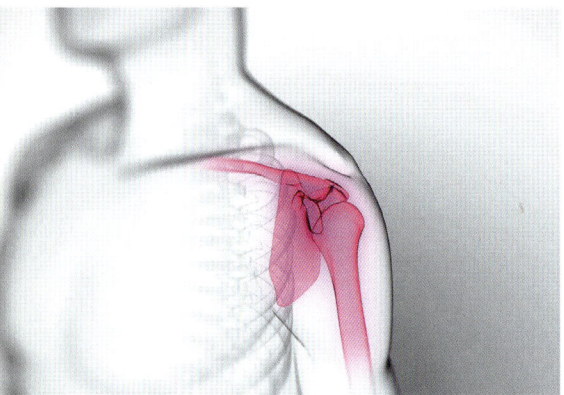

Schultergelenk von vorne

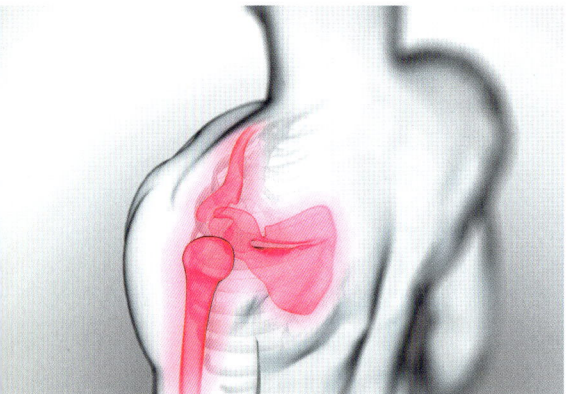

Schultergelenk von hinten

Bewegungstipp

Viele Menschen bewegen nicht das Schultergelenk, sondern zumeist gleich die ganze Schulter. Das bedeutet zu wenig Bewegung im Gelenk selbst. Probieren Sie einmal, die Schulter ruhig zu halten, wenn Sie jemandem zur Begrüßung die Hand geben.

Das Schultergelenk ist ein komplexes, aber gut bewegliches Kugelgelenk – seine Bewegungsvielfalt ist seine Stärke und Schwäche zugleich. Gebildet wird es vom Oberarmkopf und einem Teil des Schulterblattes. Zum Schultergelenk gehören nicht nur eine, sondern mehrere Muskelgruppen, und nur deren optimales Zusammenspiel ermöglicht eine uneingeschränkte Schulterfunktion mit drei drehbeweglichen Freiheitsgraden. Zusammen mit dem Schlüsselbein und dessen Verbindungen zum Schulterblatt und Brustbein sorgt das Schultergelenk für die Beweglichkeit des Armes. Die notwendige Stabilität erhält die Schulter durch Bänder, Sehnen und Gelenklippe sowie durch die umgebende Muskulatur. Wichtig ist hier insbesondere die Rotatorenmanschette.

Schulterblatt und Schlüsselbein

Das **Schulterblatt** (Skapula) bildet mit seiner flachen, dreieckigen Knochenplatte den hinteren Teil des Schultergürtels. Die Schulterhöhe (Schulterdach, Akromion) geht aus der Schultergräte hervor und bildet beim Menschen den höchsten Punkt des Schulterblattes. Die Oberkante des Dreiecks verläuft mit zwei markanten Abschlüssen Richtung Arm. Vorne ist dies der Rabenschnabelfortsatz, hinten das Schultereck. Dazwischen befindet sich die Gelenkfläche, die vergleichbar mit dem Hüftgelenk ist, nur wesentlich kleiner. Bei einem gesunden Menschen steht das Schulterblatt senkrecht und liegt flach auf den Rippen am hinteren Teil des Brustkorbes auf.

Das **Schlüsselbein** (Klavikula) hat die Form eines länglichen, s-förmigen Knochens, der eine Länge von etwa 12–15 cm hat und an beiden Enden in eine Verbindung zum Schulterblatt und Brustbein mündet. Bei der Verbindung handelt sich um das zwischen Brustbein und Schlüsselbein befindliche SC-Gelenk und am anderen Ende um das AC-Gelenk, der gelenkigen Verbindung zum Schultereck. Das zur Körpermitte gerichtete Ende wird als „zum Brust-

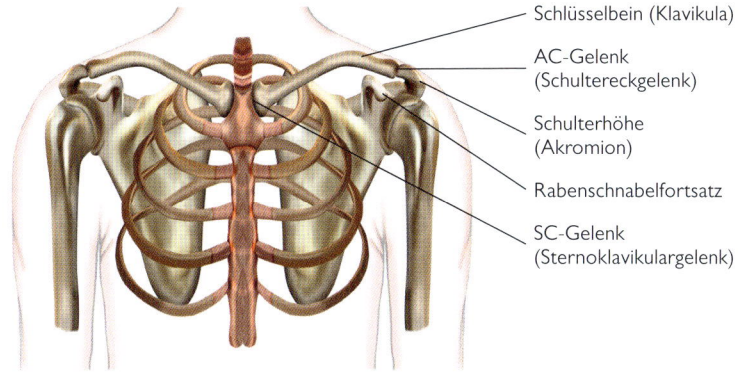

Schlüsselbein (Klavikula)

AC-Gelenk (Schultereckgelenk)

Schulterhöhe (Akromion)

Rabenschnabelfortsatz

SC-Gelenk (Sternoklavikulargelenk)

Ansicht von vorne: Hier ist der komplexe Aufbau des Schultergelenks deutlich erkennbar.

Ansicht von hinten

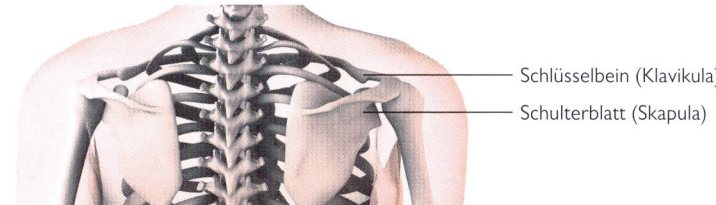

Schlüsselbein (Klavikula)

Schulterblatt (Skapula)

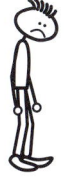

Blättern Sie durch das Daumenkino ▶

bein hinzeigend" (Extremitas sternalis) bezeichnet und besitzt eine runde Gelenkfläche. Das seitliche Ende, „zur Schulterhöhe hinzeigend" (Extremitas acromialis), bildet ein Gelenk mit der Schulterhöhe (Schulterdach) und dem Schultereckgelenk (AC-Gelenk).

Knöcherne Strukturen und Gelenkflächen

Der Schultergürtel dient als Verbindung zwischen Arm und Oberkörper, die diesen weiten Bewegungsumfang mittels fünf Gelenken ermöglicht. Zu den fünf Gelenken zählen:

- ↘ das glenohumerale Gelenk als Hauptgelenk
- ↘ das subakromiale Nebengelenk
- ↘ das AC-Gelenk (Schultereckgelenk, Akromioklavikulargelenk)
- ↘ das SC-Gelenk (Sternoklavikulargelenk)
- ↘ das skapulothorakale Gelenk

rechte Schulter von vorne: Geringfügige Traumen haben erhebliche Wirkung auf die Funktion des Gelenks.

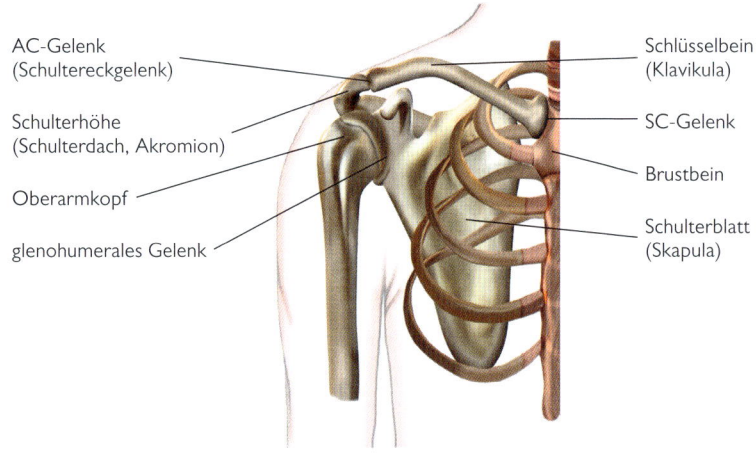

AC-Gelenk (Schultereckgelenk)

Schulterhöhe (Schulterdach, Akromion)

Oberarmkopf

glenohumerales Gelenk

Schlüsselbein (Klavikula)

SC-Gelenk

Brustbein

Schulterblatt (Skapula)

Das **glenohumerale Gelenk,** das eine dreidimensionale Bewegung ermöglicht, besteht aus dem Oberarmkopf und der Gelenkpfanne. Zur Unterstützung der Gelenklippe (Labrum) tragen Bizeps- und Trizepssehnen bei. Aus dem oberen Teil der Gelenklippe und dem oberen Pfannenrand entspringt die lange Bizepssehne. Der Bizepsmuskel ist wichtig für fast alle Aktivitäten und verantwortlich für Drehbewegungen im Ellbogen. Ohne den Bizeps wären Essen und Trinken (Hand-zum-Mund-Bewegung), Autofahren, Klettern oder Geige spielen nicht möglich. An zwei knöchernen Vorsprüngen setzt die sogenannte Rotatorenmanschette, die ebenfalls wichtig ist, an.

> Trainieren Sie Ihren Bizepsmuskel! Sie brauchen ihn ständig im Alltag.

Zahlreiche Schleimbeutel (Bursae) spielen eine wichtige Rolle für die Funktion des Schultergelenkes. Die beiden wichtigsten sind die Bursa subacromialis und die Bursa subdeltoidea, welche auch als **subakromiales Nebengelenk** bezeichnet werden. Diese beiden Schleimbeutel ermöglichen die volle Beweglichkeit des Schultergelenks.

Das **AC-Gelenk** (auch Schultereckgelenk genannt) ist von seiner Funktion her verantwortlich für die Kraft- und Lastübertragung vom Arm auf den Rumpf und umgekehrt. Gesichert wird dieses Gelenk in der horizontalen Ebene vor allem durch einen Kapsel-Band-Apparat sowie durch eine Weichteilkomponente des Bindegewebes, die den Schulterbereich als ein umhüllendes und verbindendes Spannungsnetzwerk umgibt.

Das **SC-Gelenk** ist ein Sattelgelenk und wird durch drei kräftige Bänder sowie durch Muskeln stabilisiert.

Das **skapulothorakale Gelenk** ist im Grunde genommen kein anatomisches, sondern ein physiologisches Gelenk zwischen Brustkorb und Schulterblatt, welches wesentlich zur Beweglichkeit der Schulter beiträgt. Stabilisiert wird diese Region durch die Muskulatur. Für sie ist häufige, abwechslungsreiche Bewegung besonders wichtig.

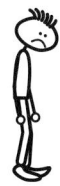

17

Die Gelenkkapsel

Die Gelenkkapsel des Schultergelenkes ist relativ weitläufig und schlaff und kann von ihrer Struktur her ein Optimum an Beweglichkeit gewährleisten. Oberhalb in der Kapsel verläuft die lange Bizepssehne, umgeben von einer synovialen Verkleidung, die ihre Bewegungen erleichtert. An dieser Stelle ist die Struktur der Kapsel besonders sensibel und verletzungsanfällig, da sie während der Bewegung von der knöchernen Oberfläche des Oberarmkopfes in eine knorpelige Oberfläche übergeht.

rechte Schulter von vorne: Sehnenansätze und muskuläre Verbindungen sind deutlich erkennbar.

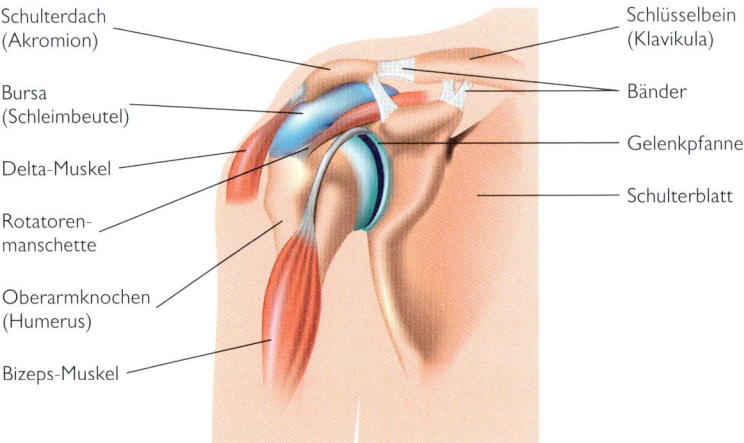

Schulterdach (Akromion)

Bursa (Schleimbeutel)

Delta-Muskel

Rotatoren-manschette

Oberarmknochen (Humerus)

Bizeps-Muskel

Schlüsselbein (Klavikula)

Bänder

Gelenkpfanne

Schulterblatt

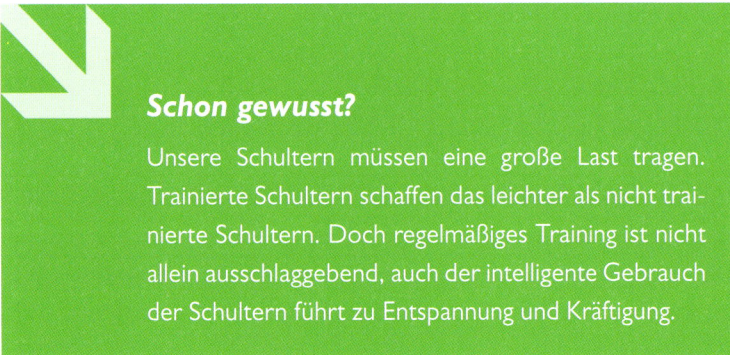

Schon gewusst?

Unsere Schultern müssen eine große Last tragen. Trainierte Schultern schaffen das leichter als nicht trainierte Schultern. Doch regelmäßiges Training ist nicht allein ausschlaggebend, auch der intelligente Gebrauch der Schultern führt zu Entspannung und Kräftigung.

Die Muskulatur

Der große Brustmuskel bewegt den Oberarm und verursacht oft Schulterprobleme. Der kleine Brustmuskel bewegt das Schulterblatt. Ist er verkürzt, zieht und dreht er das Schulterblatt aus seiner ursprünglichen Position nach vorne.

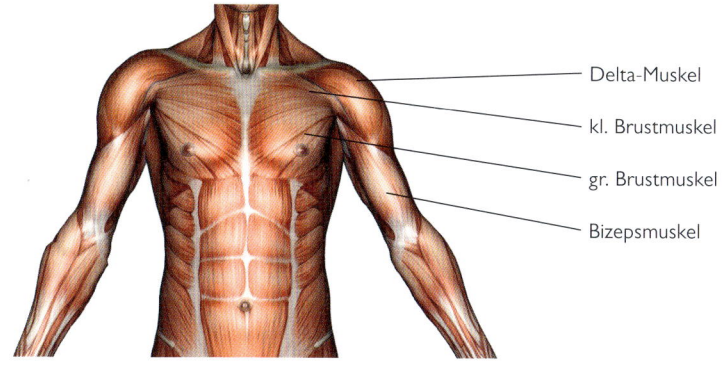

Delta-Muskel

kl. Brustmuskel

gr. Brustmuskel

Bizepsmuskel

Muskulatur des Schultergürtels von vorne: Verbindung von Arm- und Brustmuskulatur

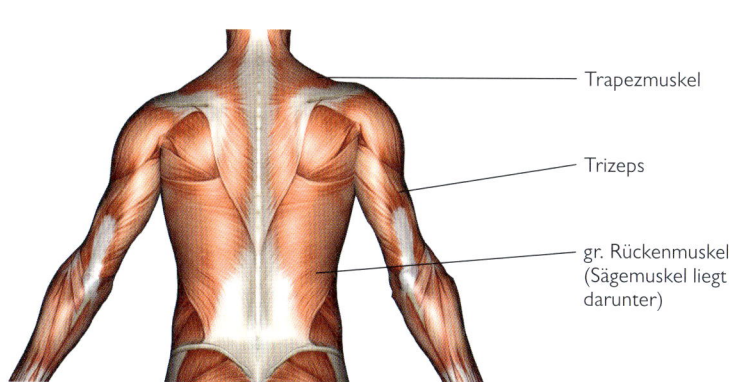

Trapezmuskel

Trizeps

gr. Rückenmuskel (Sägemuskel liegt darunter)

Muskulatur des Schultergürtels von hinten

Der große Rückenmuskel zählt zu den beeindruckendsten Muskeln des menschlichen Körpers. Er reicht vom Beckenkamm über die gesamte Länge des unteren und mittleren Rückens und über das Schulterblatt zur Innenseite des Oberarmknochens.

Zum Quartett auf der Rückseite der Schulter zählen außerdem der Trapezmuskel, der Schulterhebemuskel und der Sägemuskel. Der

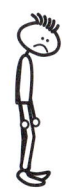

Haben Sie Nacken- und Schulterverspannungen? Dann haben Sie wahrscheinlich Ihren Schulterhebe- und Trapezmuskel beleidigt.

Schulterhebe- und der Trapezmuskel sind für die allseits bekannten Nacken- und Schulterverspannungen verantwortlich.

Die Rotatorenmanschette, bestehend aus Sehnen und Muskeln, dient der Führung und Absicherung des Schultergelenkes, welches sie kräftig umhüllt. Sie hält und sichert nicht nur den Oberarmkopf in der Gelenkpfanne, sondern dient auch der Kraftübertragung vom Rumpf zum Arm. Die Kräfte, die in den Muskeln wirken, gleichen die Position des Schultergelenks aus – so wird auch verständlich, warum eine gute Koordination der Muskeln untereinander wichtig für eine gesunde Schulter ist.

Schon gewusst?

Das Schultergelenk ist ein klassisches muskelgesichertes Gelenk in Leichtbauweise. Leichtigkeit und Bewegungsvielfalt sind bei einem gesunden Gelenk gewährleistet. Diese Spezialisierung hat jedoch auch ihren Preis: Das Risiko von Verletzungen, chronischen Fehlbelastungen, mangelndem muskulären Gleichgewicht etc. ist erhöht.

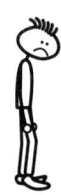

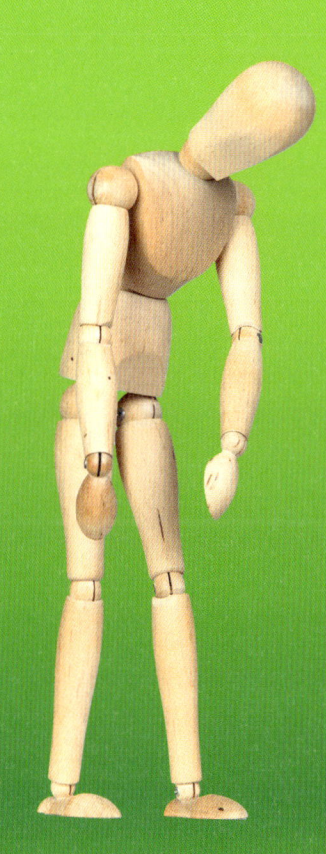

Erkrankungen und Verletzungen der Schulter

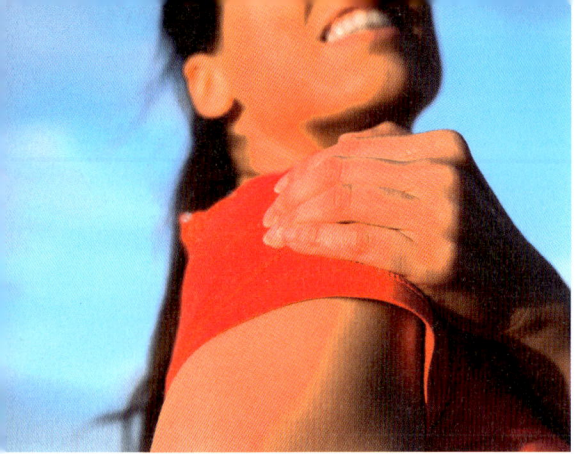

Schultererkrankungen und -verletzungen: eine Übersicht

Schultererkrankungen gibt es viele – die meisten sind aber gut therapierbar!

Schulterverletzungen und ihre Ursachen sind vielfältig. Ebenso können verschiedene Strukturen der Schulter – das Gelenk selbst oder die zugehörigen Knochen ebenso wie die umgebenden Muskeln, Bänder und Sehnen – betroffen sein. Wir stellen Ihnen im Anschluss häufige Krankheitsbilder mit ihrer Entstehungsgeschichte, typischen Beschwerden und geeigneten Behandlungsmöglichkeiten vor.

Medizinisch können sie in folgende Gruppen zusammengefasst werden:

Kapsel-, Band- und Sehnenverletzungen
- ⬊ AC-Gelenksverletzungen
- ⬊ Verletzungen der Rotatorenmanschette
- ⬊ Verletzungen der langen Bizepssehne
- ⬊ SLAP-Läsionen
- ⬊ Schulterluxationen

Brüche
- ⬊ Schlüsselbeinbruch
- ⬊ Schulterblattbruch
- ⬊ Oberarmkopfbruch

Schulter-Arm-Syndrome
- ⬊ Schleimbeutelentzündung
- ⬊ Impingement
- ⬊ Kalkschulter
- ⬊ Frozen shoulder

Altersbedingte Schultererkrankungen
- ⬊ Schultereckgelenksarthrose
- ⬊ Schulterarthrose

Die Gelenkkapsel der Schulter kann schrumpfen, die Sehnen und Bänder können einreißen oder komplett reißen und heftige Schmerzen sowie Bewegungseinschränkungen verursachen. Ursächlich für diese Verletzungen sind zumeist Unfälle bzw. Stürze. Zudem ist die Schulter wie kein anderes Gelenk besonders anfällig für Verrenkungen. Und diese Verrenkungen passieren nicht nur im Sport, sondern genauso im Alltag. Mitunter genügt es sogar, unglücklich auf die Schulter oder den ausgestreckten Arm zu fallen. Jugendliche sind davon häufiger betroffen als ältere Menschen und müssen sich bei wiederkehrenden Verrenkungen einer Operation zur Wiedererlangung der Schulterstabilität unterziehen. Achten Sie daher auf die Gesundheit Ihrer Schultern – im Sport und im Alltag –, denn manche Schulterverletzungen können äußerst schmerzhaft und langwierig sein.

Auch bei Tätigkeiten im Alltag kann es zu Schulterverrenkungen kommen.

AC-Gelenksverletzungen –
Das Gelenk ist gesprengt!

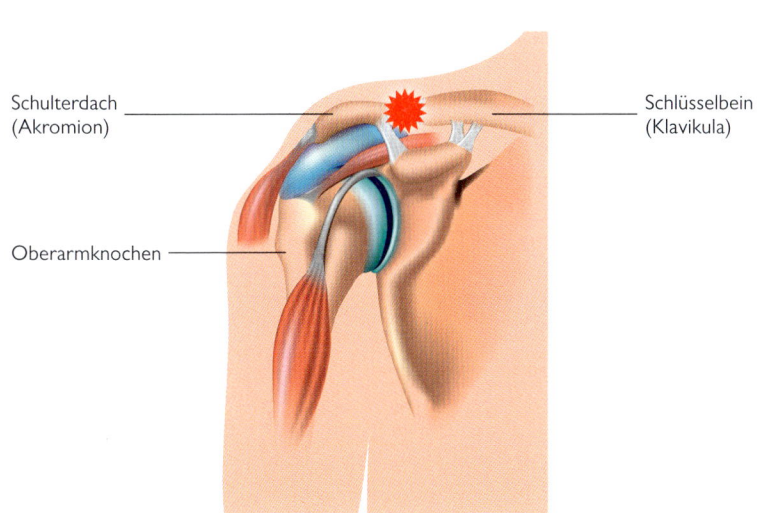

Schulterdach
(Akromion)

Oberarmknochen

Schlüsselbein
(Klavikula)

rechte Schulter
von vorne

Das AC-Gelenk ist sehr verletzungsanfällig, weil es ungeschützt an der Außenseite des Körpers liegt.

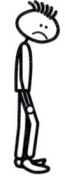

Das AC-Gelenk, auch Schultereckgelenk genannt, ist das Gelenk zwischen dem äußeren Schlüsselbein und dem Schulterdach. Männer sind von AC-Gelenksverletzungen 5- bis 10-mal häufiger betroffen als Frauen, wobei die meisten Verletzungen im Alter von 10–30 Jahren auftreten.

Entstehung

Da das AC-Gelenk ungeschützt an der Außenseite des Körpers liegt, ist es äußerst anfällig für diverse Verletzungen. Diese können durch direkten Sturz auf die Schulter bei angelegtem Arm oder indirekt durch einen Sturz auf den ausgestreckten Arm erfolgen. Dabei kommt es zu Verletzungen der Gelenkkapsel sowie einzelner Sehnen und Bänder. Wenn diese Bänder ganz oder teilweise einreißen, tritt das äußere Schlüsselbeinende in unterschiedlichem Ausmaß höher („Klaviertastenphänomen"). Es kommt gleichsam zur Sprengung des Schultereckgelenks. Zu den häufigsten Unfallursachen zählen Fahrrad-, Ski- oder Reitunfälle. Typisch ist vor allem der Sturz nach vorne über die Lenkstange beim Radfahren bzw. Mountainbiking.

Bei Fahrrad-, Ski- und Reitunfällen kann es zur Sprengung des Schultereckgelenks kommen. Und das kann schmerzhaft sein.

Beschwerdebild

Fast alle Patienten mit AC-Gelenksverletzungen klagen über einen lokalen Druckschmerz über diesem Gelenk. Viele können sogar direkt mit dem Finger auf die schmerzende Stelle zeigen, die der Lage des AC-Gelenks unter der Haut entspricht. Dieser Schmerz kann in den Nacken und zum Ohr sowie zum Deltamuskel nach rückwärts ausstrahlen. Das Tragen schwerer Gegenstände am hängenden Arm sowie das Hinübergreifen zur anderen Körperseite (z. B. beim Waschen der gegenüberliegenden Körperseite) verursachen heftige Schmerzen. Bewegungen über Kopf- bzw. Schulterniveau sind hier in der Regel äußerst schmerzhaft und kaum durchführbar.

Auffallend ist weiters die Schonhaltung des betroffenen Armes. Dieser wird bei frischen Verletzungen nahe am Körper gehalten und von der anderen Hand im Bereich des Ellbogens unterstützt. Dadurch werden die Schmerzen etwas kompensiert.

Bei einem vollständigen Riss (Tossy Grad III) sowie bei größeren Teilrissen wird bei der körperlichen Untersuchung das zumeist schmerzhafte „Klaviertastenphänomen" ausgelöst. Hierbei kann das nach oben abweichende äußere Ende des Schlüsselbeins vom Arzt wie eine Klaviertaste nach unten gedrückt werden. Beim Nachlassen des Drucks federt es jedoch sofort wieder nach oben. Das Ausmaß des „Klaviertastenphänomens" ist ein indirekter Hinweis auf die Ausprägung der Bandverletzung.

„Klaviertasten-phänomen" bei AC-Gelenksverletzungen

Klassifikation nach Tossy	
Grad I:	kleine Einrisse der Bandstrukturen, keine Lageveränderung zwischen Schulterblatt und Schlüsselbein; nur konservative Behandlung notwendig
Grad II:	größere Einrisse bis Teilrisse der Bandstrukturen (operative Behandlung optional, aber selten)
Grad III:	Komplettriss der gesamten schulterstabilisierenden Bandstrukturen (operative Behandlung kann bei jüngeren Patienten empfohlen werden, auch konservative Behandlung ist möglich)

Klassifikation nach Rockwood	
Typ I:	Zerrung des Kapsel-/Bandapparates, keine Schultereckgelenksinstabilität (entspricht Tossy I)
Typ II:	Teilzerreißung des Kapsel-/Bandapparates (Riss der akromioklavikularen Bänder) mit Teilverrenkung des Schultereckgelenks (entspricht Tossy II)
Typ III:	Zerreißung des kompletten Kapsel-/Bandapparates mit vollständiger Verrenkung des Schultereckgelenkes; sog. Schultereckgelenksprengung (entspricht Tossy III)
Typ IV:	Das seitliche Schlüsselbeinende verrenkt sich in der Horizontalebene.
Typ V:	extremer Schlüsselbeinhochstand mit ausgedehnter Ablösung der Muskelansätze am seitlichen Schlüsselbeinende
Typ VI:	sehr selten, Verrenkung des seitlichen Schlüsselbeinendes fußwärts unter dem Schulterblattfortsatz

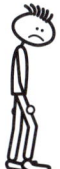

Behandlungsmöglichkeiten

Die exakte Erfragung und Analyse des Unfallhergangs sowie der Unfallmechanismus selbst sind zu Beginn der Behandlung entscheidend. In der Regel ist bei AC-Verletzungen eine komplette Ruhigstellung des betroffenen Gelenks anzustreben. Doch aufgrund der anatomischen Gegebenheiten ist dies nur schwer möglich. So bleibt bei Zerrungen oder Teilzerreißungen des Kapsel-/Bandapparates nur die lokale Behandlung der Symptome. Darunter ist eine kurzfristige Schonung und Kühlung in Kombination mit der Einnahme entzündungshemmender Medikamente zu verstehen.

Jetzt ist Schonung für Ihre Schulter angesagt!

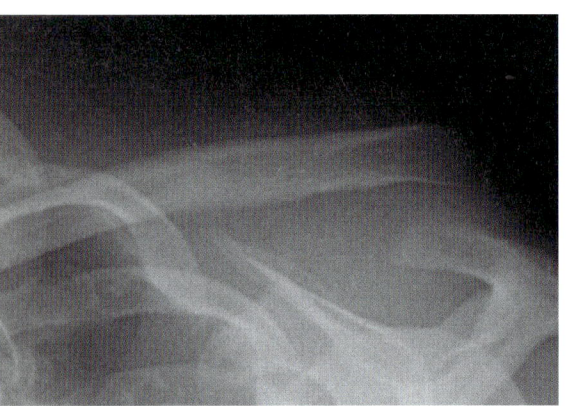

AC-Gelenkssprengung, Typ Rockwood V

Frische Schultereckgelenksverletzungen

Bei Verletzungen vom Typ Rockwood I sollte mit der Mobilisation des Schulterhauptgelenks nicht lange gewartet werden. Bei Rockwood II-Verletzungen wird empfohlen, die Schulter in einem Dreieckstuch zu entlasten. Bei Rockwood III-Verletzungen ist in vielen Fällen ein operativer Eingriff anzuraten, um das Gelenk wieder zu stabilisieren. Bei dieser Entscheidung spielt aber auch eine Rolle, welche Sportart ausgeübt wird (Kontaktsportarten – eher keine Operation, Überkopfsportarten – eher Operation). Bei Verletzungen vom Typ Rockwood IV und höher wird ein operativer Eingriff auf alle Fälle angeraten.

Spezielle Operationsmethoden bewirken die Stabilisierung zwischen Schultereck und Schlüsselbein oder zwischen Schlüsselbein und Rabenschnabelfortsatz.

Nach der Operation empfiehlt sich für ca. 3 Wochen das Anlegen eines Schulter-Arm-Verbandes, der zur Ruhigstellung bzw. Fixierung des Schultergelenks dient.

Chronische Schultereckgelenksverletzungen

Besteht eine chronische Schultereckgelenksprengung (Rockwood III), ist eine Einrichtung und Stabilisierung oft nicht mehr sinnvoll. Stattdessen werden Operationsverfahren empfohlen, bei denen das äußere Schlüsselbeinende entfernt und ein Band so umgelenkt und fixiert wird, dass das Schlüsselbein wieder in der richtigen Höhe steht.

Verletzungen der Rotatorenmanschette – Die Schulterfunktion geht verloren

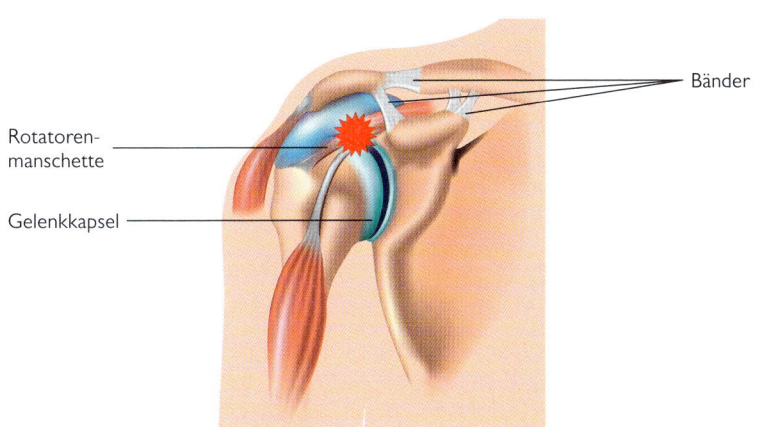

Rotatoren-
manschette

Gelenkkapsel

Bänder

rechte Schulter
von vorne

Trauma durch
Überlastung
oder direkten Sturz

Die Rotatorenmanschette ist der Schlüssel zu einem gesunden Schultergelenk. Dass wir unsere Arme drehen und heben können, verdanken wir ihr. Ist sie verletzt, müssen die Gelenkkapsel und die umgebenden Bänder ihre Stabilisierungsfunktion mit übernehmen. Der typische Patient mit einem Rotatorenmanschettenriss ist meist über 50 Jahre alt und hat in der Regel schon einige Zeit davor mit Schulterproblemen zu kämpfen. Selbstverständlich können

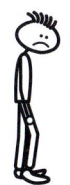

Risse der Rotatoren-
manschette nehmen
im Alter zu.

Überbelastungen oder Stürze in jedem Alter zu Verletzungen der Rotatorenmanschette führen, so auch bei jungen Menschen. Je nach Ausprägungsgrad werden teilweise, komplette und massive Risse (komplette Risse von mehr als einer Sehne) unterschieden. Während bei Patienten vor dem 40. Lebensjahr ohne Unfall sehr selten teilweise oder komplette Risse beobachtet werden, müssen Patienten zwischen dem 40. und 50. Lebensjahr bereits zu 5 % mit Rissen rechnen. Bei den über 70-Jährigen sind es bereits 50 % und bei den über 80-Jährigen etwa 80 %.

Entstehung

Wer älter wird, muss mit Verschleißerscheinungen im Schultergelenk rechnen. Diese können mit schmerzhaften Bewegungseinschränkungen einhergehen. Bei übermäßiger Kraftanstrengung, beispielsweise beim Versuch, einen schweren Gegenstand aufzufangen oder aufzuheben, kann eine durch Verschleißerscheinungen vorgeschädigte Rotatorenmanschette (ein)reißen. Banale Alltagsaktivitäten wie Fensterputzen oder Autowaschen können dann genauso wie sportliche Tätigkeiten mit sich ständig wiederholenden Schulterbewegungen Ermüdungserscheinungen oder Risse der Rotatorenmanschette hervorrufen. Aus Untersuchungen ist bekannt, dass sogar fast die Hälfte der Menschen über 70 Jahre Rotatorenmanschettenrisse hat, ohne es jedoch zu wissen. Risikoreiche Sportarten für Menschen mittleren Alters sind Tennis, Volleyball, Basketball, Schwimmen und Golf. Gelegentlich genügt jedoch ein harmloser Sturz direkt auf die Schulter.

Beschwerdebild

Manche Risse der Rotatorenmanschette sind schmerzhaft, manche nicht. Komplette Risse der Rotatorenmanschette gehen zumeist mit einem erheblichen Kraftverlust in der betroffenen Schulter einher. Infolgedessen hängt der Arm kraftlos herab (sog. „drop arm sign"), der Patient kann den auf 90 Grad seitlich abgespreizten Arm in dieser Höhe mangels Kraft nicht halten („Pseudoparalyse"). Im Vergleich dazu findet sich bei teilweisen und kleineren Rissen ausschließlich eine muskuläre Schwäche. Trotz Schulterschmerzen kann der Arm immer noch im normalen Ausmaß bewegt werden. Je größer der Riss, desto größer auch die Schwäche des Gelenks.

Bei frischen Rissen klagt der Patient in der Regel über heftige lokale Schmerzen, die von einem hörbaren Reißen oder Krachen im Schultergelenk begleitet sind. Zudem wird ein Hochstand des Oberarmkopfes festgestellt und in weiterer Folge ist mit einer chronischen Gelenkserkrankung zu rechnen, falls nicht rechtzeitig operativ eingegriffen wird.

> Ein Reißen oder Krachen im Schultergelenk ist kein gutes Zeichen.

Vielfach ist den Patienten die damit in Verbindung stehende Verletzungssituation (z. B. ein Sturz) nicht mehr in Erinnerung, denn die Beschwerden entwickeln sich über Jahre. Bei diversen alltäglichen Verrichtungen und Überkopftätigkeiten wird oft eine subjektive Schwäche in der Schulter beklagt. Das geht sogar so weit, dass das Kämmen der Haare sowie das Zum-Mund-Führen einer Tasse nicht mehr möglich ist und Schmerzen auch in der Nacht auftreten.

> Der Sturz, der zur Verletzung geführt hat, ist dem Betroffenen oftmals nicht mehr in Erinnerung.

Behandlungsmöglichkeiten

Welche Behandlung angewendet wird, hängt nicht nur von der Größe des Risses, sondern auch vom allgemeinen Aktivitätsgrad, den Erwartungen und der Compliance des Patienten ab, also davon, wie aktiv er sich selbst in den oftmals langwierigen Behandlungsprozess einbringt. Bei älteren Patienten mit geringem Aktivitätsgrad und langsamem Krankheitsverlauf wird meist die konservative Vorgehensweise gewählt, eine Operation wird erst bei Nichtbesserung vorgeschlagen. Im Vordergrund steht das Training alltagsspezifischer Bewegungsabläufe bzw. deren Veränderung.

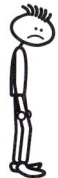

Zu den konservativen Therapien zählen entzündungshemmende Medikamente und Kortison-Injektionen, da meistens auch eine Schleimbeutelentzündung vorliegt. Zusätzlich wird neben Kälteanwendungen eine Haltungs- und Wirbelsäulenschulung in Kombination mit passiven Bewegungsübungen empfohlen, um Beschwerdefreiheit zu erreichen (= Phase 1). Nach Wiedererlangung einer schmerzfreien passiven Schulterbeweglichkeit kann mit Dehn- und Kräftigungsübungen begonnen werden, um eine Gelenkeinsteifung zu verhindern (= Phase 2). Die Übungsbehandlungen aus der Phase 1 müssen kontinuierlich fortgesetzt werden. In Phase 3 wird versucht, den Patienten durch spezifisches und stufenweises Belastungstraining zu seinem Endziel zu bringen, nämlich arbeits- und sportbezogene Belastungssituationen meistern zu können.

Langzeitstudien zeigen, dass der nachhaltige Erfolg konservativer Behandlungsmethoden noch sehr zu wünschen übrig lässt und nur in 40 % von einem Heilungserfolg gesprochen werden kann. Zu langes Warten lohnt sich hier einfach nicht, denn mit einer spontanen Heilung des Sehnenrisses ist nicht zu rechnen. Keinesfalls sollte man diese Schmerzen verharmlosen.

Bei Patienten mit akuten Rotatorenmanschettenrissen sowie bei älteren Aktiven mit fehlgeschlagener konservativer Behandlung ist eine Operation stark empfohlen. Aufgrund der Weiterentwicklung der orthopädischen Chirurgie bieten sich heute bei Rotatorenmanschettenverletzungen neue, erfolgversprechendere operative Behandlungen an. Mit der arthroskopischen, minimal invasiven Technik sind weniger Schmerzen sowie weniger Verklebungen nach der Operation zu erwarten, und zudem ist das Ergebnis auch kosmetisch zufriedenstellend. Weiters ist auch mit einer rascheren Beweglichkeit und besserer Funktionalität nach der Operation zu rechnen.

Entscheidend dabei ist der Zeitpunkt der Operation. Idealerweise sollte der Eingriff bei Rissen innerhalb der ersten sechs Wochen nach dem Unfall stattfinden. Eine operative Versorgung ist allerdings auch danach noch möglich. Sie ist jedoch schwieriger

Verharmlosen Sie Ihre Schmerzen nicht! Aber beginnen Sie sobald wie möglich mit Dehn- und Kräftigungsübungen, um eine Einsteifung des Gelenks zu verhindern.

Wenn Medikamente, Kortison-Injektionen, Kälteanwendungen und dergleichen erfolglos bleiben, wird eine minimal invasive Operation angeraten. Diese sollte spätestens 6 Wochen nach dem Unfall durchgeführt werden!

und technisch aufwendiger. Mit einer Schmerzlinderung und einer wesentlichen Funktionsverbesserung kann gerechnet werden. Bei chronischen Defekten spielt der Operationszeitpunkt für das Ergebnis keine maßgebliche Rolle. Bei bestehendem Sehnenriss kommt es zum Verschleiß des Muskels, sodass eine Reparatur dieses Risses nicht mehr viel Sinn macht. In einem sehr fortgeschrittenen Stadium kommt dann nur mehr das Einsetzen eines künstlichen Schultergelenks infrage. Warten Sie also nicht zu lange!

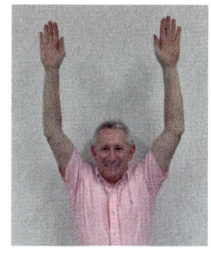

6 Wochen nach
der Arthroskopie

Nach der Operation ist mit einem etwa 3- bis 4-wöchigen Therapieprogramm bestehend aus passiver Krankengymnastik zu rechnen, dem ein intensives Eigentraining mit Anspannungsübungen in den darauffolgenden 6 Monaten folgt. Drehbewegungen sind ab der 6. Woche nach der Operation erlaubt, Übungen gegen stärkeren Widerstand nach der 12. Woche. Das Heben von Gewichten über 10 kg ist in den ersten 3 Monaten gänzlich zu unterlassen, Sportarten mit Überkopfbewegungen sind je nach Rissgröße und Sehnenqualität 4 bis 12 Monate verboten. Frühestens nach 4 Monaten können sich aktive Menschen wieder über das volle Ausmaß ihrer sportlichen Bewegungsfähigkeit freuen. Haben Sie also Geduld!

Bewegungstipp

Dehnungs- und Kräftigungsübungen für den Schultergürtel, den oberen Rückenbereich, den Kopf, Nacken und die Arme wirken sich positiv auf die Gesundheit Ihrer Schulter aus. Diese müssen aber regelmäßig 2 bis 3 x pro Woche durchgeführt werden. Um keine falschen Bewegungen einzulernen, ist es ratsam, sich von einem Physiotherapeuten oder Bewegungsexperten beraten und ein persönliches Trainingsprogramm zusammenstellen zu lassen.

Verletzung der langen Bizepssehne –
Erkennt auch ein Laie!

Vielen von Ihnen ist wahrscheinlich der Bizeps als Muskel an der Vorderseite des Oberarmes bekannt. Er ist verantwortlich für die Beugung und Drehung des Ellenbogengelenks.

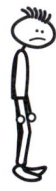

rechte Schulter
von vorne

Bizepssehnenrisse
sind bei einigen
Schulterverletzungen
ein Begleitphäno-
men.

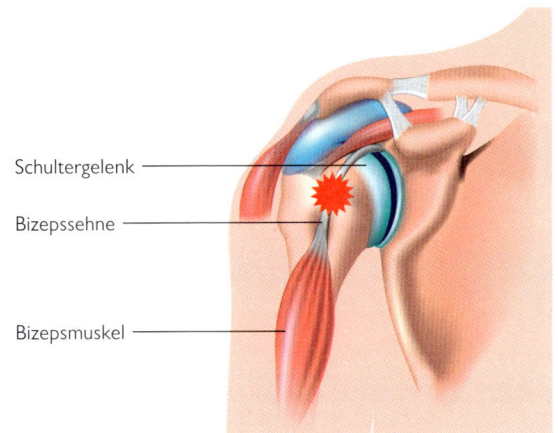

Schultergelenk ⸻

Bizepssehne ⸻

Bizepsmuskel ⸻

Den Bizepsmuskel umgeben zwei verschiedene Sehnen, die jeweils (ein)reißen können. Am häufigsten betrifft dieser Riss die
sehr dicke, lange Bizepssehne der Schulter. Sie überträgt ca. 15 %
der Kraft des Bizepsmuskels, doch nach einem Riss ist die Kraftaus-
übung oft stark vermindert. Da der Bizepsmuskel mit zwei Sehnen
entspringt, kann bei sportlich wenig aktiven Menschen auf die lange Bizepssehne ohne Weiteres verzichtet werden.

Entstehung

Aufgrund ihres Verlaufes ist die lange Bizepssehne einer starken mechanischen Belastung mit dem Risiko einer schmerzhaften Auffase-
rung und Einklemmung ausgesetzt. Diese kann bis zum Abriss führen. Entzündungen der langen Bizepssehne entstehen daher zumeist
infolge Überbelastung, wenn also zu schwer getragen oder gehoben
wird, aber auch beim sportlichen Gewichtheben. Hormonelle Ein-
flüsse (Doping) begünstigen ebenso einen Bizepssehnenriss, weil es
dadurch zur Schädigung der Sehnensubstanz kommen kann.
Bizepssehnenrisse treten in vielen Fällen als Begleitphänomene
anderer Schultererkrankungen auf, wie bei Rotatorenmanschet-

tenrissen, bei Rheuma oder in Kombination mit Verletzungen der Gelenklippe.

Sollten Entzündungen der langen Bizepssehne auch beim Impingement-Syndrom (siehe S. 60 ff.) auftreten, dürfte es im Tunnel unter dem Schulterdach zu eng geworden sein.

Ursächlich für Schädigungen der langen Bizepssehne sind Verschleißerscheinungen, die in über 30 % der Fälle mit Rissen der Rotatorenmanschette einhergehen. Verletzungen durch Unfälle sind eher selten und betreffen in der Regel Patienten vor dem 40. Lebensjahr. Zudem gibt es auch schleichende Risse, denen keine Verletzung vorausgegangen ist.

Im zunehmenden Alter kommt es aufgrund von Verschleißerscheinungen zu Rissen der langen Bizepssehne.

Beschwerdebild

Die lange Bizepssehne kann scheuern, aus ihrer Führung herausspringen, sich entzünden oder (ein)reißen. Schmerzen stehen bei Rissen nicht im Vordergrund, auffällig sind jedoch der Kraftverlust bei der Armbeugung sowie der herunterhängende Muskelbauch auf der Höhe des unteren Oberarmes. Diese Veränderung kann auch ein Laie erkennen.

Patienten mit Verletzungen der langen Bizepssehne beschreiben ihre Schmerzen an der Vorderseite der Schulter als dumpf, zum Teil stechend und tief sitzend. Wird der Bizeps angespannt, erkennt man einen deutlichen Muskelwulst am seitlichen Oberarm, begleitet von einem Bluterguss und stichartigen Schmerzen. Zusätzlich wird ein Knacken oder Schnappen im Bereich der Schulter beschrieben. Viele spontane Bizepssehnenrisse verlaufen jedoch nahezu schmerzlos, vor allem dann, wenn die lange Bizepssehne basisnahe reißt. In diesem Fall klagt der betroffene Patient über krampfartige Beschwerden im Bereich der Bizepsmuskulatur, die nach etwa 6 Wochen abgeklungen sind. Entzündungen der langen Bizepssehne sind bei der Gelenksspiegelung (Arthroskopie) als deutliche Rötung erkennbar.

wenig bis keine Schmerzen, nur ein Knacken und Schnappen und ein deutlicher Kraftverlust in der Schulter – Zeichen für Verletzungen der langen Bizepssehne

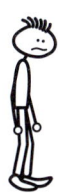

Behandlungsmöglichkeiten

Eine (ein)gerissene Sehne kann mittels arthroskopischer Behandlung wieder befestigt werden. Versuchen Sie etwa 6 Wochen den Bizepssehnenmuskel zu schonen, ehe Sie ihn wieder größeren Anspannungen aussetzen.

Bizepssehnenentzündungen sind im Allgemeinen gut behandelbar und heilen nach einiger Zeit vollständig aus. Sie können jedoch auch hartnäckig sein und mehrere Wochen, ja sogar Monate anhalten. Dauern die Schmerzen länger als 6 Wochen, wird eine Arthroskopie zur Diagnose empfohlen, um etwaige Verletzungen der langen Bizepssehne oder des Rotatorenmanschettenintervalls abzuklären.

Sollte es sich um eine entzündliche Erkrankung der langen Bizepssehne handeln, helfen entzündungshemmende Medikamente zur Linderung der Schmerzen. Zusätzlich werden physikalische Maßnahmen wie Kältebehandlung, Ultraschall und Iontophorese sowie gezielte Krankengymnastik empfohlen.

Ein isolierter spontaner Riss der langen Bizepssehne verläuft bei älteren Menschen zumeist wenig schmerzhaft und ist auch nicht behandlungsbedürftig. Werden die Schädigungen bzw. Risse der langen Bizepssehne von anderen Schultergelenkserkrankungen begleitet, kann eine Durchtrennung oder Wiederbefestigung der Sehne notwendig werden. Dieses offene Operationsverfahren wird nur bei jungen Patienten und Sportlern vor dem 40. Lebensjahr durchgeführt, sofern eine echte Überlastungsverletzung oder eine chronische mechanische Überbeanspruchung im Leistungssport vorliegt. Ist die lange Bizepssehne nur teilweise gerissen, kann diese auch arthroskopisch durchtrennt und anschließend mit der gleichen minimal invasiven Operationsmethode wieder befestigt werden.

6 Wochen nach einer Bizepssehnen-Wiederbefestigung sollte von größeren Anspannungen des Bizepssehnenmuskels Abstand genommen werden. Eine Rückkehr in den Arbeitsprozess ist nach etwa 3–6 Wochen möglich, abhängig von der Schwere der Tätigkeit. Autofahren dürfen Betroffene erst wieder etwa 4–6 Wochen nach der Operation.

SLAP-Läsionen –
Verletzungen der Knorpellippe

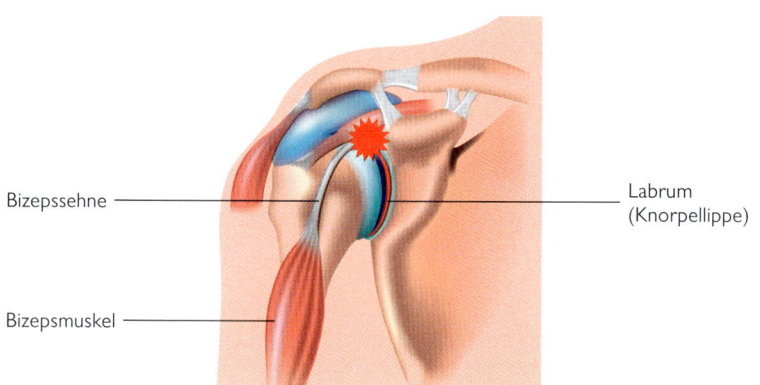

Bizepssehne

Bizepsmuskel

Labrum
(Knorpellippe)

rechte Schulter
von vorne

SLAP-Läsion: Riss
des Bizepssehnen-
ankers durch Sturz
oder starke Belastung

Spricht man von SLAP-Läsionen, dann meint man Verletzungen (Lä-
sionen) der Knorpellippe (Labrum) am oberen Schulterrand. SLAP
ist die Abkürzung für „**s**uperior **l**abrum **a**nterior to **p**osterior".
Sie lässt sich mittels Röntgen, Sonografie (Ultraschall) oder Computertomografie nur schwer diagnostizieren. Die besten Ergebnisse
bringt eine MRT-Untersuchung, wenn vorher ein Kontrastmittel in
das betroffene Gelenk gespritzt wird. Diagnostische Sicherheit ge-
winnt man allerdings erst durch die Arthroskopie.
Häufig sind (Speer-)Werfer, Tennisspieler oder Surfer von dieser äußerst schmerzhaften Verletzung betroffen.

SLAP-Läsionen
lassen sich am
besten mittels MRT
feststellen. Zu 100 %
sichtbar werden sie
allerdings erst bei
der Arthroskopie.

Entstehung

Hervorgerufen werden kann die Verletzung u. a. durch einen plötz-
lichen, unerwarteten Zug oder Druck auf die bereits vorgespannte
Bizepssehne. Das Anheben schwerer Gegenstände oder ein Sturz
auf den leicht abgespreizten Arm bei gestrecktem Ellenbogen kann
der Auslöser für diese Verletzung sein.

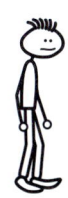

Verletzungen bei Wurf- oder Ballsportarten werden als weitere Ursachen für SLAP-Läsionen genannt. Auch langjährige Überlastungen insbesondere bei Wurfsportarten wie z. B. beim Basketball oder Baseball können zu SLAP-Läsionen führen.

Beschwerdebild

Ein plötzliches Reißen und Stechen, ein zeitweiliges Knacken oder Schnappen sind Hinweise für SLAP-Verletzungen.

Die Schmerzsymptomatik bei SLAP-Läsionen kann sehr unterschiedlich sein. Meist wird tief in der Schulter ein plötzliches Reißen und Stechen empfunden, das sich bei Aktivitäten und Belastungen verschlimmert. Zudem werden Überkopf- oder Wurfbewegungen als schmerzhaft empfunden. Zeitweiliges Knacken oder Schnappen in der Schulter können ein Hinweis für diese Risse sein. Manche Patienten sprechen von einem Instabilitätsgefühl, als würde sich die Schulter bei bestimmten Bewegungen aus ihrer Verankerung lösen.

Behandlungsmöglichkeiten

Bei Grad-1-Verletzungen versucht man in der Regel konservativ zu behandeln, indem man die Muskeln der Rotatorenmanschette durch bestimmte Bewegungen unter physiotherapeutischer Anleitung kräftigt. Zusätzlich hat sich bewährt, die hintere Schulterkapsel zu dehnen.

In den meisten Fällen führen konservative Therapien nicht zum gewünschten Erfolg.

Können damit keine befriedigenden Ergebnisse erzielt werden, empfiehlt sich in letzter Konsequenz die Schulterarthroskopie, bei der die Risse geglättet werden können, sowie die endoskopische Operation. Aus Erfahrung weiß man, dass mit nicht-operativen Behandlungen die Risse nicht geheilt werden können. Die Ursache dafür liegt darin, dass SLAP-Läsionen zumeist mit anderen Schulterschäden (z. B. Schäden an den Stabilisatoren der Schulter, Einrisse der Sehnen der Rotatorenmanschette) einhergehen.

Auch bei den SLAP-Läsionen ist die frühzeitige Behandlung von Vorteil, da dann die Prognose für eine vollständige Heilung wesentlich besser ist. Wird ein SLAP-1-Riss arthroskopisch geglättet, darf der Arm bzw. die Schulter direkt nach der Operation aktiv und frei bewegt werden. Genähte Risse sollten aber bis zu 3 Wochen in einem Schulterverband ruhiggestellt werden.

Gilchrist-Verband zur Ruhigstellung!

Schulterluxationen –
ausgekugelt und nicht ausgekegelt!

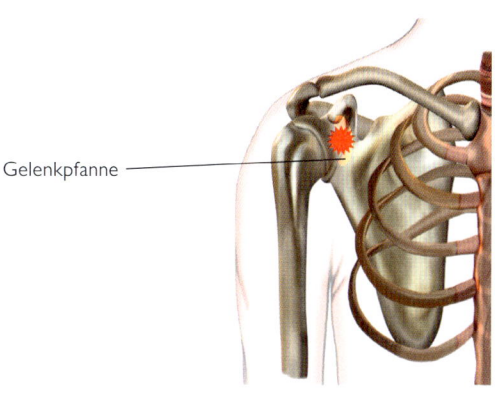

Gelenkpfanne

rechte Schulter von vorne

Einrenken durch fachmännische Handgriffe unmittelbar nach dem Trauma

Die Schulterluxation, bei der der Oberarmkopf die Pfanne vollständig verlässt, ist die am häufigsten auftretende Verrenkung, insbesondere bei sportlichen Aktivitäten wie beim Skifahren, Reiten, Eiskunstlauf, Handball und Fußball. Die Einteilung der Schulterluxationen erfolgt nach deren Ursache, der Richtung, in die das Gelenk luxiert ist, sowie hinsichtlich der Form und des Schweregrades. Männer im mittleren Alter sind davon in der Regel dreimal häufiger betroffen als Frauen. Bei Personen im Alter von 50–70 Jahren verlagert sich die Häufigkeit der Schulterverrenkungen jedoch eindeutig zum weiblichen Geschlecht.

Schulterluxationen bei sportlichen Aktivitäten und alltäglichen Tätigkeiten

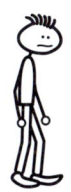

39

Schweregrad des Schultertraumas

Grad I (Zerrung)	Grad II (Subluxation)	Grad III (Luxation)
Dehnung Kapsel und Muskulatur intakt einzelne Faserrisse vorhanden	teilweise Muskelläsion Kapselruptur bzw. -ablösung	Kapsel-Band-Läsionen in der Regel Luxation nach vorne (95 %)

Entstehung

Schulterluxationen sind oft trauma-bedingt.

Der relativ große Bewegungsumfang des Schultergelenks erscheint auf den ersten Blick vorteilhaft. Denn je größer die Bewegungsfreiheit, umso mehr Bewegung scheint möglich zu sein. Das gilt jedoch nur, solange weder angeborene Fehlstellungen noch Defekte aufgrund von Unfällen vorliegen. Massive Schultergelenksluxationen entstehen oft als Folge eines direkten Unfallereignisses, vor allem bei Stürzen. Dabei hebt der Betroffene instinktiv die Arme an und dreht sie nach außen, um so den Körper zu schützen. Wenn bei diesen Unfällen das ganze Gewicht auf einen Arm einwirkt, kann eine Verrenkung die Folge sein. So auch bei einem Zusammenprall mit einem Mitspieler mit mehr oder weniger hoher Gewalteinwirkung. Lag einmal eine Luxation vor, kann es schon bei geringen Erschütterungen zu erneuten Verrenkungen kommen.

Springt das Schultergelenk bereits bei gewohnheitsmäßigen Bewegungen heraus, handelt es sich meist um anlagebedingte Ursachen, wie angeborene Fehlstellungen, Anomalien der Gelenkkapsel, Fehlbildungen der Gelenkpfanne, Bindegewebsschwäche oder angeborene schlaffe Bänder. Vereinzelt gibt es jedoch auch Fälle, deren Ursachen bisher nicht geklärt werden konnten.

Instabilitätsgrad	Luxation, Subluxation
Richtung	nach vorne, hinten, oben, unten unidirektional (in eine Richtung gehend), multidirektional (in mehrere Richtungen gehend)
Dauer/Häufigkeit	akut (innerhalb von 24 h), chronisch, chronisch-rezidivierend
Ursache	traumatisch, Mikrotraumata, atraumatisch (willkürlich und unwillkürlich)

Beschwerdebild

Eine Schulterluxation ist ausgesprochen schmerzhaft. Es handelt sich dabei um ein akutes Ereignis, und der Arm ist sofort fast vollständig gebrauchsunfähig. Nicht selten kommt es auch zu Rissen der Rotatorenmanschette. Bewegungen verursachen Schmerzen und schränken den Betroffenen in seinen Armaktivitäten ein. Zu den starken Schmerzen im luxierten Gelenk gesellt sich auch gerne ein Taubheitsgefühl oder Kribbeln in den Fingern, vor allem dann, wenn Nerven verletzt wurden.

Handelt es sich um eine vordere Schulterluxation, so ist diese bei schlanken Menschen mit einem Blick ersichtlich. Die Rundung der Schulter ist nämlich nicht mehr als solche zu erkennen, da der Oberarmkopf aus der vorderen Schulterkontur herausgesprungen ist. Zudem ist eine leere Gelenkpfanne ertastbar. Bei muskulösen und vor allem fettleibigen Patienten fällt das Erstellen dieser Blickdiagnose etwas schwerer. Auffallend ist aber, dass der betroffene Arm von der gesunden Hand in leichter Innendrehbewegung und weg vom Körper gehalten wird. So werden beispielsweise Ausholbewegungen beim Tennis von den Sportlern nach einer massiven vorderen Schulterluxation als äußerst unangenehm empfunden.

> Bei schlanken Menschen erkennt man eine vordere Schulterluxation sofort. Die Rundung der Schulter ist nicht mehr erkennbar.

Folgende Komplikationen können nach einer Schulterauskugelung auftreten:

- ↘ Schultersteife („Frozen shoulder") .
- ↘ Knochenbruch
- ↘ Verletzung von Schulternerven
- ↘ Gelenkeinblutung durch Kapselverletzung/Kapselzerreißung
- ↘ Hill-Sachs-Delle (Knochenimpression am Oberarmkopf)
- ↘ Einriss der Rotatorenmanschette

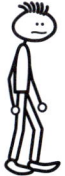

41

Hintere Luxationen sind in der Regel schwieriger zu erkennen und werden nicht selten als Schulterprellungen abgetan. Verdächtig ist lediglich die eingeschränkte Außendrehbewegung.

Behandlungsmöglichkeiten

Schulter ausgerenkt? Vertrauen Sie sich immer einem kompetenten Arzt an, der in manchen Fällen das Gelenk unter Kurznarkose wieder in die richtige Position zurückbringt.

Ein luxiertes Gelenk sollte immer von einem Arzt eingerenkt werden. Denn durch unsachgemäßes Herumziehen oder -drücken am Gelenk steigt das Risiko von Folgeschäden. Zudem können diese Manipulationen äußerst schmerzhaft sein. In einigen Fällen, vor allem dann, wenn die Schultermuskulatur sehr verkrampft ist, kann der Oberarmkopf nur unter Narkose wieder zurückgeschoben werden. Als Vorbeugungsmaßnahme nach einer Schulterluxation wird adäquate Ruhigstellung und eine konsequente, anfangs sanfte Bewegungstherapie empfohlen.

Da mit hoher Wahrscheinlichkeit weitere Luxationen folgen werden und das Gleichgewicht zwischen Mobilität und Stabilität nicht aufrechterhalten werden kann, wird vor allem jungen Menschen und Leistungssportlern ein operativer Eingriff empfohlen. Denn ohne Operation ist die Gelenksstabilität nicht mehr gegeben. Und mit jeder weiteren Luxation vergrößert sich der Gewebeschaden, der behoben werden muss. Warten Sie daher nicht zu lange, denn die schonende Schlüsselloch-Technik kann ab einem gewissen Schadensumfang nicht mehr durchgeführt werden. Zudem zieht sie eine entsprechend längere Ruhigstellung des Gelenks nach der Operation nach sich.

Nach erfolgter Operation und Abnahme des Verbandes sollten Pendelbewegungen des luxierten Armes für 1–2 Wochen durchgeführt werden. 2–4 Wochen danach kann bereits mit einem leichten Trainingsprogramm begonnen werden. Die volle sportliche Aktivität wird erst bei weitgehender Wiederherstellung von Kraft und Beweglichkeit empfohlen, also nach etwa 2–3 Monaten.

Vor allem ältere Menschen werden des Öfteren beim Arzt mit Schulterbeschwerden vorstellig, die seit einigen Monaten nach einem Sturz bestehen. Es stellt sich dann heraus, dass die Schulter luxiert ist und in dieser Fehlstellung seit dem Sturz verblieb. Diese veralteten Schulterluxationen gehen meist mit Knochendefekten einher. Ein operativer Eingriff muss gut überdacht werden, da eine dauerhafte Stabilisierung der Schulter in diesen Fällen nur schwer und mit erheblichem operativem Aufwand erzielt werden kann.

Veraltete Schulterluxationen sind schwer behandelbar. Warten Sie daher nicht zu lange!

Bewegungstipp

Das Schultertraining ist ein zentrales Element im Muskelaufbau. Es können entweder die gesamte Schultermuskulatur oder auch gezielt lediglich bestimmte Teile des Schultergürtels (vorderer, mittlerer und hinterer Bereich) trainiert werden.

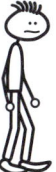

Der Schultergürtel wird aus dem Schlüsselbein, dem Schulterblatt und dem Oberarm gebildet. All diese knöchernen Teile können durch äußere Gewalteinwirkung brechen. Je nach Ausprägung und Ort des Bruches wird mit oder ohne Operation behandelt. Die meisten Brüche des Schulterblattes sind unproblematisch und heilen ohne chirurgischen Eingriff. Eine Herausforderung stellen für den operierenden Arzt komplexe Brüche begleitet von ungünstiger Knochenqualität (Osteoporose oder Osteopenie) dar.

Knöcherne Verletzungen des Schultergürtels kommen relativ häufig vor und sind in der Regel auf Unfälle (Verkehrsunfälle) oder Stürze zurückzuführen.

Schlüsselbeinbruch –
häufig, aber gut behandelbar!

rechte Schulter von vorne

Unverschobene Schlüsselbeinbrüche werden in der Regel nicht operiert.

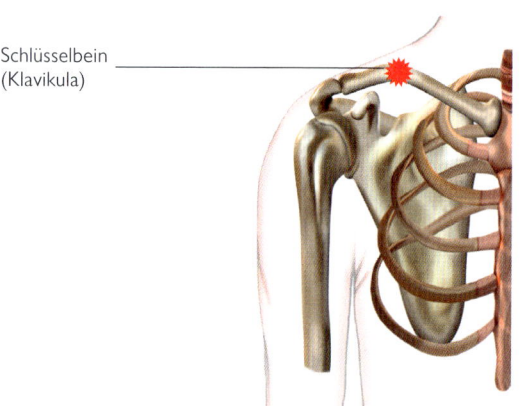

Schlüsselbein
(Klavikula)

Schlüsselbeinbrüche zählen nach dem Speichenbruch (Unterarm) mit 35–40 % zu den häufigsten knöchernen Verletzungen des menschlichen Körpers. Sie sind jedoch meist mit geringem Behandlungsaufwand verbunden und heilen mit wenigen Restbeschwerden rasch aus. Während Männer davon zumeist vor dem 25. und zwischen dem 35. und dem 55. Lebensjahr betroffen sind, trifft es Frauen vermehrt nach dem 75. Lebensjahr, aber auch vor dem 25. Lebensjahr.

Entstehung

Ein Schlüsselbeinbruch wird zumeist durch indirekte Gewalteinwirkung oder durch einen direkten Aufschlag wie etwa durch einen Sturz oder Schlag auf die vordere Schulter (z. B. Sturz vom Fahrrad) verursacht. Auch ein Druck auf das Schlüsselbein, wie etwa durch einen korrekt angelegten Sicherheitsgurt im Auto, wenn dieser bei einem Aufprall kräftig angezogen wird, kann ursächlich sein. Bei Motorradunfällen kann es durch die Gewalteinwirkung der Unterkante des Motorradhelmes auf das Schlüsselbein zu Brüchen kommen. Relativ oft passieren Schlüsselbeinbrüche im Rad-, Ski- und Reitsport, aber auch bei Sportarten mit Körperkontakt. Kinder und Jugendliche sind davon sehr häufig betroffen, gelegentlich auch Neugeborene, wenn der kindliche Schultergürtel durch das Becken eingeengt ist. Es handelt sich allerdings um einen harmlosen Knochenbruch, der in den meisten Fällen komplikationslos ausheilt.

Schlüsselbeinbrüche kommen relativ häufig vor, sind jedoch harmlos und heilen zumeist ohne Komplikationen aus.

Klassische Anzeichen für einen Schlüsselbeinbruch:

↘ Schwellung und Schmerzen über dem Schlüsselbein

↘ Bluterguss

↘ Fehlstellung

↘ Funktionseinschränkung, insbesondere beim Heben des Armes

↘ Reibegeräusche des gebrochenen Knochens

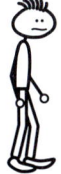

Beschwerdebild

Der Bereich um das gebrochene Schlüsselbein ist zumeist geschwollen und weist einen Bluterguss auf. Die gebrochene Stelle ist als leicht abgestuft oder als Spalt tastbar, die Haut ist im Normalfall unverletzt. Offene Schlüsselbeinbrüche mit freiliegenden oder durchspießenden Knochenanteilen kommen äußerst selten vor. Der Patient klagt über starke lokale Druckschmerzhaftigkeit und schmerzhafte Bewegungseinschränkungen, aber auch über unangenehme Beschwerden in Ruhelage. Zudem beschreibt er hör- bzw. fühlbares Knochenreiben zwischen den Bruchenden. Der betroffene Arm wird in einer Schonhaltung nahe am Körper getragen, sodass eine eigentätige Bewegung im Schultergelenk nicht mehr stattfinden kann.

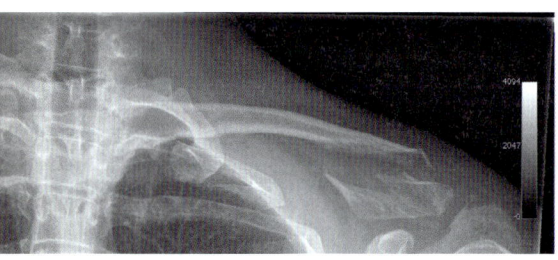

Schlüsselbeinbruch

Bei der Untersuchung darf nie vergessen werden, nach begleitenden Gefäß- und Nervenverletzungen zu suchen, um durch frühzeitiges Handeln Folgeschäden zu vermeiden. Darüber hinaus ist die Suche nach weiteren Verletzungen der Schulter, der Lunge, des Brustkorbes und der Wirbelsäule von Vorteil.

Behandlungsmöglichkeiten

In den meisten Fällen (ca. 98 %) und so lange es sich um unverschobene Schlüsselbeinbrüche handelt, versucht man konservativ zu behandeln. Auch bei gering verschobenen Schlüsselbeinbrüchen, wenn keine wesentliche Verkürzung der Schlüsselbeinlänge festgestellt werden kann, tendiert man nicht zu operativen Maßnahmen. Stärker verschobene Schlüsselbeinbrüche können ebenfalls konservativ behandelt werden, allerdings kommt es dann gehäuft zu Falschgelenkbildungen und/oder neu gebildetem Knochengewebe

Operative Maßnahmen sind selten notwendig!

(Kallusbildung). Eine verbleibende Falschgelenkbildung führt zu verbleibenden Schmerzen im Bruchbereich, das neue Knochengewebe kann die unter dem Schlüsselbein verlaufende Gefäß- bzw. Nervenstraße komprimieren und z. B. zu Durchblutungs- und Gefühlsstörungen des Armes führen.

Zunächst kann die schmerzhafte Fehlstellung des Schlüsselbeins durch sachgemäße Einrenkung korrigiert werden. Anschließend wird ein „Rucksack-Verband" angelegt, der am Rücken verknotet wird. Durch das Zurückziehen der Schultern wird der Schlüsselbeinbruch eingerichtet und gehalten. Die Ruhigstellung bringt Schmerzlinderung und eine beschleunigte Heilung.

Da sich dieser „Rucksack-Verband" (siehe S. 134) immer wieder lockert, ist ein regelmäßiges Nachziehen der Gurten erforderlich. Es muss jedoch darauf geachtet werden, dass kein Rückstau in den Venen entsteht, der Gefühls- und Bewegungsstörungen der Arme auslöst. Erwachsene tragen diesen Verband je nach Bruchart für mindestens 3–4 Wochen, Kinder bis etwa zum 6. Lebensjahr für 2–3 Wochen. Die Tragedauer wird letztendlich individuell anhand der Röntgenverlaufskontrollen bestimmt. Mithilfe des Röntgenbildes lassen sich Bruchheilung und Stellung der Bruchstücke kontrollieren. Bei einer zunehmenden Fragmentverschiebung des Schlüsselbeinbruches trotz Rucksack-Verbands muss der Bruch eventuell doch operativ stabilisiert werden. Während der Rehabilitationszeit sollte der Patient aktiv Fingerbewegungen machen. Anzuraten wären auch leichte, nicht schmerzhafte Bewegungen mit dem Ellbogen und dem Schultergelenk, ohne aber diese Gelenke zu belasten. In den ersten 3 Wochen darf der lädierte Arm auch nicht über 90 Grad angehoben werden.

Die begleitende medikamentöse Schmerzbehandlung richtet sich nach dem subjektiven Empfinden des Patienten. Nach 6–8 Wochen sollte der Schlüsselbeinbruch belastungsstabil verheilt sein.

Ruhigstellung ist wichtig, aber leichte Fingerbewegungen sowie Bewegungen des Schultergelenks, ohne dieses zu belasten, sind empfehlenswert.

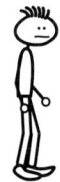

Zur Operation muss bei folgenden medizinischen Anzeichen übergegangen werden:

- offene Schlüsselbeinbrüche (selten)
- drohende Weichteilperforationen
- begleitende Nerven- und Gefäßverletzungen
- stark verschobene Brüche
- drohende Schädigung der Haut durch Bruchstücke
- Bruch am äußeren Ende des Schlüsselbeins (der Selbstheilungsprozess des Knochens ist hier sehr begrenzt und es ist mit dauerhaften Funktionseinschränkungen zu rechnen)
- ausgeprägte Rippenserienbrüche
- schmerzhafte Falschgelenksbildungen
- bei der sog. „Floating shoulder", wenn das Schlüsselbein und das Schulterblatt verletzt sind
- bei sehr sportlichen Patienten mit hohem Anspruch
- bei Versagen der konservativen Therapie
- aus kosmetischen Gründen

Plattenosteosynthese bei Schlüsselbeinbrüchen – klingt kompliziert, doch die Heilungschancen sind in der Regel sehr gut.

Während die überbrückende Bruchverplattung (Plattenosteosynthese) das operative Standardverfahren beim Schlüsselbeinbruch darstellt, gilt die Prevot-Nagelung als relativ neues Verfahren. Bei beiden Operationsverfahren kann physiotherapeutisch nachbehandelt werden, ein „Rucksack-Verband" ist nicht notwendig. Der Arm darf jedoch für 6–8 Wochen nicht belastet werden. Das eingebrachte Material (Platte, Schrauben oder Nagel) kann nach ca. 18–24 Monaten (Platte) bzw. nach 8–12 Monaten (Nagel) entfernt werden. Sie können aber unbesorgt sein, denn Schlüsselbeinbrüche heilen in der Regel sehr gut aus.

Sobald der akute Schmerz abgeklungen ist, empfehlen wir vorsichtige Pendelbewegungen, Beugeübungen sowie isometrische Bewegungen. Das Bewegungstraining kann in seiner Intensität sofort gesteigert werden (zumeist nach 4–6 Wochen), wenn deutliche Heilungszeichen erkennbar sind. Sportarten ohne Körperkontakt dürfen erst dann wieder ausgeführt werden, wenn vollständige Bewegungsfreiheit vorhanden ist. Dies ist in der Regel nach über 12 Wochen der Fall. Auf Kontaktsportarten sollte aufgrund der Gefahr eines erneuten Bruches 4–6 Monate verzichtet werden.

Warten Sie bei Kontaktsportarten ab, bis wieder vollständige Bewegungsfreiheit vorhanden ist.

Schulterblattbruch –
die „gebrochene Schulter"

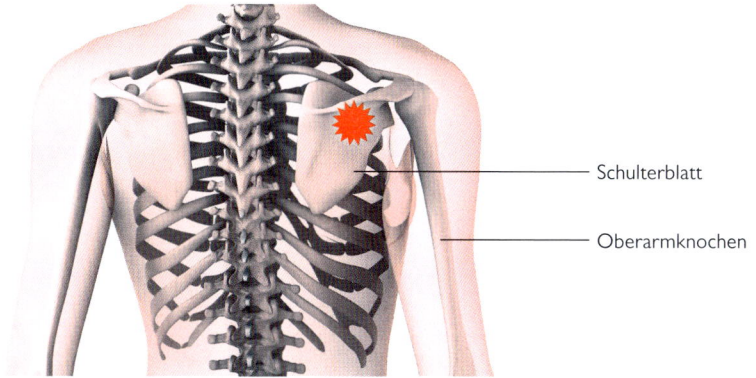

Schulterblatt

Oberarmknochen

Rückenansicht

Brüche des Schulterblattes: schmerzhaft, aber meist von selbst ausheilend

Obwohl das Schulterblatt allseits von kräftiger Muskulatur geschützt ist, sind die Brüche des Schulterblattes nicht so selten, wie man annehmen könnte. Sie machen 3–5 % aller Verletzungen am Schultergürtel aus.

Das typische Alter für diesen Bruch liegt zwischen 25 und 50 Jahren und im Durchschnitt bei etwa 35 Jahren.

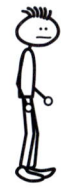

Entstehung

Schulterblattbrüche sind meist ein Hinweis auf eine erhebliche Gewalteinwirkung, die nicht selten mit Verletzungen des Brustkorbs einhergeht. In den überwiegenden Fällen sind Verkehrsunfälle (bis zu 75 %) die Ursache. Aber auch bei sportlichen Aktivitäten, z. B. bei Reit-, Ski- oder Snowboardunfällen, kann es zu Schulterblattbrüchen kommen.

Beschwerdebild

Schwellungen und Blutergüsse im Bereich des Bruches, permanente Ruheschmerzen, Bewegungseinschränkungen, Knochenreiben

Der Bereich über dem Bruch ist geschwollen und von einem Bluterguss begleitet. Eventuell ist eine Verformung der Schulterkontur sichtbar und tastbar. Permanente Ruheschmerzen und starke Schmerzempfindlichkeit im Bereich des Bruchs sowie eine erhebliche Beeinträchtigung der Schulterfunktion (hör- bzw. fühlbares Knochenreiben zwischen den Bruchenden) treten auf. Begleitverletzungen des Brustkorbs wie Rippenbrüche, Lungenprellungen und Gefäßverletzungen müssen bei der klinischen Untersuchung unbedingt ausreichend Berücksichtigung finden. Zudem ist in diesem Zusammenhang eine Kontrolle der Durchblutung, Motorik und Sensibilität unerlässlich.

Zur genauen Diagnosestellung ist ein Röntgen unumgänglich, wobei in diesen Fällen die Computertomografie ein noch besseres Hilfsmittel darstellt.

Behandlungsmöglichkeiten

Im Normalfall verlangen Brüche des Schulterblatts keine spezielle Behandlung, der Heilungserfolg tritt meist rasch ein und ist komplikationsarm. So werden bei unkomplizierten Brüchen eine aktive Physiotherapie oder gezielte Bewegungsübungen im Thermalwasser empfohlen. Je früher mobilisiert wird, umso besser und umso geringer die Gefahr einer sog. Schultersteife („Frozen shoulder"). Reicht bei Schulterblattbrüchen das Anlegen eines Verbandes für einige Tage, so verlangen Brüche des Pfannenhalses mit geringen Verschiebungen nach einer aufwendigeren Behandlung. Ein Schulter-Arm-Gips für 6–8 Wochen ist hier zu empfehlen.

Bei folgenden Brüchen ist eine Operation empfehlenswert:

- verschobene Schulterblattbrüche
- verschobene Fortsatzbrüche
- Brüche mit Gelenkbeteiligung und Stufenbildung
- instabile Brüche

Verschobene Brüche am Pfannenhals verlangen vor der konservativen Behandlung eine Zurückbringung des verschobenen Gelenks in die Normalstellung ohne Operation. Wenn jedoch die Instabilität im Schultergelenk bleibt oder wieder eine Rückverschiebung stattgefunden hat, ist eine Operation sinnvoll. Ebenso wird bei den Bruchtypen mit ausgeprägter Fehlstellung bzw. Verwerfung der Gelenksfläche eine Operation empfohlen.

Für Sportler mit Schulterblattbrüchen gilt Folgendes: Abhängig von der Schwere des Bruchs kann bei unkomplizierten Brüchen bereits wenige Wochen danach wieder trainiert werden. Bei komplizierten Brüchen des Schulterblattes wird eine Pause von 6–12 Monaten empfohlen. Bis man wieder volle Belastbarkeit im Sport erreicht hat, kann es leider einige Monate dauern.

Die Trainingspause kann – abhängig vom Bruchtyp – von wenigen Wochen bis zu mehreren Monaten dauern.

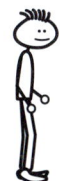

Oberarmkopfbruch –
die Brüche der älteren Menschen

Rückenansicht

Zumeist reicht eine Ruhigstellung für 3–4 Wochen.

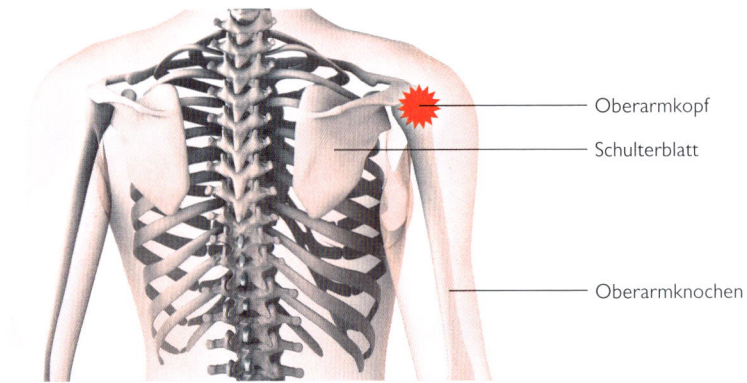

Oberarmkopf

Schulterblatt

Oberarmknochen

Oberarmkopfbrüche zählen zu den dritthäufigsten Brüchen des hohen Alters (ab dem 60. Lebensjahr). Das Auftreten dieses Bruchs steht mit dem Alter und dem Grad der Osteoporose in Beziehung. Aufgrund der höheren Osteoporoserate bei Frauen sind diese fast dreimal so häufig betroffen wie Männer, allerdings sprechen wir hier „nur" von einer Häufigkeit von etwa 4–5 % aller auftretenden Brüche. Es wird jedoch aufgrund der zunehmenden Lebenserwartung und der überalterten Bevölkerung ein deutlicher Anstieg der Fallzahlen bei Oberarmkopfbrüchen erwartet. Bereits jetzt sind 80 % aller Patienten über 65 Jahre alt.

Bruch des Oberarmkopfes

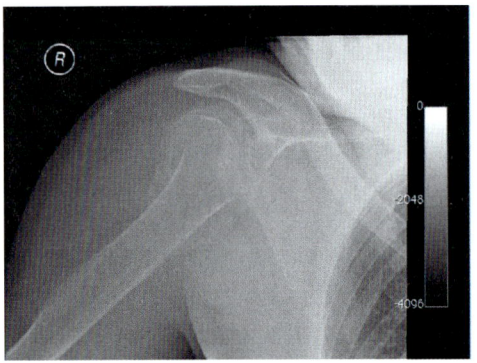

Entstehung

In den meisten Fällen entstehen Oberarmkopfbrüche aufgrund eines Sturzes auf den ausgestreckten Arm, die Hand, den Ellbogen oder die Schulter. Der Oberarmkopf kann an mehreren Stellen in unterschiedlich viele Bruchstücke zerspringen. Bei jüngeren Menschen sind diese Brüche auf Verletzungen im Rahmen von Kontaktsportarten wie American Football, aber auch beim Skifahren, Snowboarden, Mountainbiking oder beim Reiten zurückzuführen. Während es sich bei älteren Patienten im Normalfall nicht um verschobene Brüche handelt, werden diese bei sportlichen Menschen im mittleren Alter häufig diagnostiziert.

Bei älteren Patienten kann es durch die Osteoporose bei verhältnismäßig geringer Erschütterung zu einem Trümmerbruch kommen.

Treten beim jungen Menschen Brüche an dem Teil des Oberarmkopfknochens, der zur Körpermitte hin liegt, auf, sind dafür vor allem Motorrad-, Auto- oder Skiunfälle verantwortlich.

Ein osteoporotischer Knochen ist porös und bricht daher leichter.

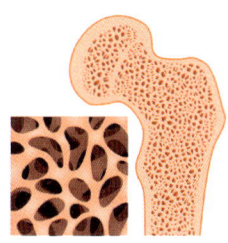 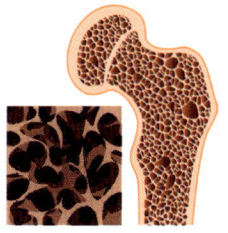

gesunder Knochen   Knochen mit Osteoporose

Beschwerdebild

Bei akuten Oberarmkopfbrüchen sind die Bewegungen des betroffenen Armes sehr schmerzhaft und nur eingeschränkt möglich. Viele Patienten sprechen auch von starken Ruheschmerzen. Der verletzte Arm wird meist in einer typischen Schonhaltung eng am Brustkorb gehalten. Blutergüsse und Schwellungen können sich nach etwa 24–48 Stunden im Bereich der Achselhöhle, an der seitlichen Brustkorbwand sowie an der Innenseite des Oberarmes bilden, müssen aber nicht zwingend vorhanden sein. Insbesondere der Bereich über dem Oberarmkopf ist äußerst druckempfindlich.

Essenziell für die medizinische Untersuchung ist die Prüfung und Dokumentation der Durchblutung, der Motorik und der Sensibilität des Bruchs. Begleitende Schäden an den Gefäßen sind nicht

Der gebrochene Arm wird automatisch in eine typische Schonhaltung gebracht.

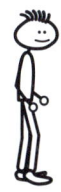

ungewöhnlich. Gefürchtet wird insbesondere die Verletzung eines bestimmten Schulternervs, nämlich des Nervus axillaris, die eine Schwäche bzw. Lähmung des Deltamuskels auslösen kann.

Schon gewusst?

Blutergüsse im Muskel sind harmlos, können aber sehr schmerzhaft sein und sind bei jeder Muskelaktivität spürbar!

Behandlungsmöglichkeiten

Da zunehmend mehr ältere Menschen alleine leben und auf sich selbst gestellt sind, haben sich die Anforderungen an Therapeuten bei verschiedenen orthopädischen Leiden geändert. Die möglichst rasche Wiederherstellung der Schulter-Arm-Funktion ist das Ziel vieler betroffener älterer Menschen, um wieder unabhängig und selbstständig den Alltag meistern zu können.

Entscheidende Kriterien für die Behandlungsplanung sind daher nicht nur die Anzahl der Bruchstücke, das Ausmaß der Verschiebung sowie die Einschätzung der Stabilität, sondern auch patientenabhängige Faktoren wie das Alter, das soziale Umfeld, der Aktivitätsgrad, der Allgemeinzustand, aber auch mögliche Begleiterkrankungen des Betroffenen.

Ungefähr 75 % aller Brüche des Oberarmkopfes können ohne Operation, sondern lediglich durch Ruhigstellung mittels Schulterverband (Gilchrist-Verband, siehe S. 134) gut behandelt werden. Heilung durch Ruhigstellung kann allerdings nur bei guter und vor allem stabiler Stellung der relevanten Gelenkteile erfolgen. Bei eingestauchten Brüchen kann schon nach einer einwöchigen

Ruhigstellung mittels Gilchrist-Verband bei stabiler Stellung der relevanten Gelenkteile

Ruhigstellung im Gilchrist-Verband mit Pendelübungen begonnen und ein krankengymnastisches Übungsprogramm angeschlossen werden. Vorerst wird mit passiven Armbewegungen ohne Einsatz des Armeigengewichts gearbeitet. Erst nach Schmerzlinderung und Fixierung des Bruchs, frühestens etwa 2–3 Wochen danach, kann aktiv trainiert werden.

Die größte Herausforderung für den Chirurgen stellt die Wiederherstellung einer schmerzfreien, adäquaten Funktion des Schultergelenks und das Verhindern einer Humeruskopfnekrose (Absterben des Oberarmkopfes) dar. Bei dieser Operation kommen, abhängig vom Schweregrad des Bruchs, verschiedene Techniken zur Anwendung. Am häufigsten wird ein Oberarmkopfbruch durch eine Verplattung und Verschraubung stabilisiert. Diese sind heute schon sehr sicher und stabil und lassen sich gut fixieren. Bei ausgeprägten Oberarmkopfbrüchen, wenn keine ausreichende Stabilität vorhanden ist, wird ein künstlicher Gelenkersatz als operative Maßnahme gesetzt. Nach diesem chirurgischen Eingriff sollte ein Gilchrist-Verband bzw. Dreiecktuch bis zur Wundheilung getragen und dann langsam mit vorsichtiger Mobilisierung und Bewegungstherapie begonnen werden.

Auf den richtigen Zeitpunkt kommt es an! Ihr Arzt sagt Ihnen, wann Sie mit der Bewegungstherapie beginnen können.

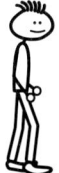

Das **Schulter-Arm-Syndrom** beschreibt ein Krankheitsbild mit vielen verschiedenen Einflüssen und möglichen Ursachen. Es ist in erster Linie gekennzeichnet durch Schulterschmerzen, die in den Arm und Nacken ausstrahlen und unterschiedlich stark sein können. Bewegungsstörungen, Steifheit, Schwellungen im Bereich des Gelenks sowie Taubheitsgefühle im Arm werden als weitere mögliche Anzeichen dafür genannt.

Schleimbeutelentzündung –
Überlasten Sie nicht Ihre Schulter!

rechte Schulter von vorne

Schleimbeutelentzündung: langwierig, scherzhaft, aber behandelbar

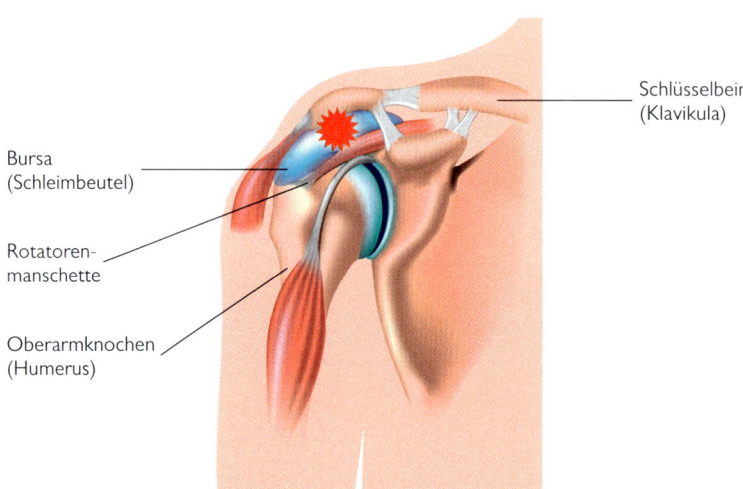

Schlüsselbein (Klavikula)

Bursa (Schleimbeutel)

Rotatorenmanschette

Oberarmknochen (Humerus)

In unserem Körper finden sich etwa 150 Schleimbeutel (Bursae), die dafür sorgen, dass Bewegungen reibungslos funktionieren. Ein gesunder Schleimbeutel besteht aus flachen Gewebsstrukturen, deren Flächen mit einem zähen Flüssigkeitsfilm aneinander haften. Dadurch wird verhindert, dass Knochen aneinander reiben oder Sehnen eingequetscht bzw. geschädigt werden.

An der Schulter befinden sich vier Schleimbeutel. Diese können sich entzünden und die Gelenkbeweglichkeit erheblich einschränken. Von einer Entzündung des Schleimbeutels (Bursitis) sind besonders häufig Menschen betroffen, deren Gelenke durch ständigen Druck (über)belastet werden. Dazu zählen nicht nur Handwerker wie Maurer, Maler oder Tapezierer, sondern auch Sportler, die ständig Überkopfbewegungen ausführen, wie dies beispielsweise Schwimmer oder Tennisspieler tun.
Schleimbeutelentzündungen an der Schulter können bei Frauen und Männern in jedem Alter auftreten.

Maurer, Maler, aber auch Sportler (Überkopfbewegungssportarten) sind häufig von Schleimbeutelentzündungen betroffen.

Entstehung

Schleimbeutel sind außen mit einer Membran umgeben und innen mit einer klaren, leicht gelblichen Flüssigkeit gefüllt. Wenn der Schleimbeutel indirekt erhöhte Beanspruchung erfährt, nimmt die Flüssigkeitsmenge im Inneren zu und der Beutel dehnt sich aus. Von außen erkennt man eine Schleimbeutelentzündung an einer sichtbaren Schwellung. Neben dem Schleimbeutel können sich zudem die benachbarten Sehnen entzünden.
In den meisten Fällen ist eine mechanische Überbelastung der jeweiligen Schulter bei sportlichen Aktivitäten oder bei Renovierungsarbeiten mit Bewegungen in und über Schulterhöhe verantwortlich für diese Entzündung. Hervorgerufen werden kann sie außerdem durch einen Schlag auf die Schulter oder einen Reiz von außen, wie z. B. beim Autofahren mit offenem Fenster. Ebenso kann sich nach einem Riss der Rotatorenmanschette ein Schleimbeutel entzünden. Ist die Rotatorenmanschette verkalkt und kommt es zum Durchbrechen des Kalkherdes, muss mit dem Auftreten einer Schleimbeutelentzündung gerechnet werden.

Eine sichtbare Schwellung am Gelenk kann auf eine Schleimbeutelentzündung hinweisen.

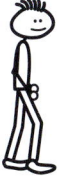

Beschwerdebild

Anzeichen für eine Schleimbeutelentzündung sind Schmerzen, die bei Arbeiten bzw. Bewegungen auf Schulterhöhe oder darüber besonders unangenehm und schmerzhaft sind. Wenn eine Verengung im Schulterdach vorliegt, verschwinden diese heftigen Schmerzen nicht mehr, sondern können chronisch werden. Der Schleimbeutel kann sich dauerhaft entzünden und bereits im Ruhezustand anschwellen. In diesen Fällen bereiten das Anziehen einer Jacke bzw. eines Hemdes, das Lenken eines Autos, das Haareföhnen und sogar das Anheben einer Tasse erhebliche Probleme. Die Schmerzen sind nachts gleichermaßen vorhanden, sodass der Betroffene kaum Nachtruhe finden kann. Das Liegen auf der verletzten Schulter ist nicht möglich.

Schleimbeutelentzündungen entwickeln sich manchmal langsam über Wochen oder Monate und werden ohne den Einsatz therapeutischer Maßnahmen immer schmerzhafter. Sie können aber auch relativ schnell, d. h. binnen Stunden bzw. innerhalb weniger Tage, auftreten. In manchen Fällen kann die Entzündung sogar rasch chronisch werden.

Der Verlauf kann sehr unterschiedlich sein – entweder langsam und zunehmend schmerzhafter oder die Schmerzen treten plötzlich und innerhalb weniger Tage auf.

Mögliche Gründe für Schleimbeutelentzündungen:

- Abnutzungserscheinungen
- einseitige Beanspruchung oder Fehlhaltung
- Überbeanspruchung
- falsche (Griff-)Technik im Tennis
- übermäßige Haus- und Gartenarbeit
- Minderdurchblutung bei bestimmten Armbewegungen
- nach Verletzungen im Schulterbereich

Behandlungsmöglichkeiten

Wie schon erwähnt, können Schleimbeutelentzündungen der Schulter sehr langwierig und hartnäckig sein. In den meisten Fällen, wie etwa nach vorübergehender erhöhter Belastung, wird man sie in der Regel einigermaßen rasch wieder los. Standardmäßig werden bei Schleimbeutelentzündungen an der Schulter in erster Linie Schonung, entzündungshemmende Medikamente sowie kühlende Umschläge verordnet. Bei besonders schmerzhaften oder hartnäckigen Fällen wird eine Injektion mit örtlichem Betäubungsmittel und Kortison direkt in den Schleimbeutel der Schulter verabreicht. Begleitend können physikalische Therapien sowie Behandlungen mit Eis und Ultraschall verordnet werden. Auch die Akupunktur stellt hier eine weitere effektive Behandlungsmöglichkeit dar.

Zudem wird der Betroffene angehalten, Tätigkeiten zu vermeiden, welche die Schleimbeutelentzündung an der Schulter ausgelöst haben könnten.

Wenn die konservative Behandlung nicht den gewünschten Erfolg verspricht und die Beschwerden immer wieder auftreten, muss das entzündliche Gelenkkissen punktiert oder im Rahmen einer Operation arthroskopisch entfernt werden. Die alleinige Entfernung eines entzündeten Schulterschleimbeutels mittels minimal invasiver Operationsmethode dauert lediglich wenige Minuten. Wenn begleitende Schultererkrankungen wie z. B. einklemmende Kalkdepots oder Risse in der Rotatorenmanschette vorliegen, werden diese gemeinsam arthroskopisch behoben. Der betroffene Arm und die Schulter können dann binnen einiger Tage wieder eingesetzt werden. Die Schulterarthroskopie erweist sich als effektive Maßnahme, um das Problem des entzündeten Schleimbeutels dauerhaft zu lösen. Nach diesem Eingriff ist die Schulter in der Regel beschwerdefrei und bleibt es auch. Während der Genesung wird ein neuer Schleimbeutel gebildet, der sich dann nicht mehr entzündet.

Entzündungshemmende Medikamente, kühlende Umschläge, Kortison-Injektionen, physikalische Therapien, Akupunktur, arthroskopische Operation – Behandlungsmöglichkeiten je nach Ausmaß der Entzündung

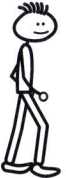

Impingement (Einklemmung) –
zu eng unter dem Schulterdach

rechte Schulter
von vorne

Einklemmung: unter-
schiedliche Ursachen
– ähnliche Wirkung

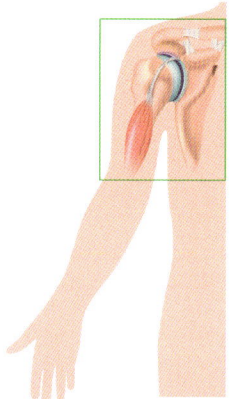

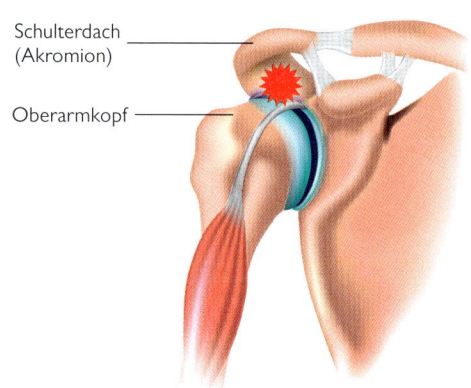

Schulterdach
(Akromion)

Oberarmkopf

Leiden Sie unter einem Impingement, dann haben Sie es mit einer Einklemmung zwischen der Kugel des Oberarmkopfes und dem knöchernen Schulterdach zu tun. Dieses Schulterdach kann durch einen Unfall, aufgrund von Abnützungserscheinungen oder anlagebedingt verkrümmt sein. Ein Impingement gilt als schmerzhaftes Engpasssyndrom, von dem Männer und Frauen gleichermaßen betroffen sind. Der Altersgipfel liegt etwa um das 50. Lebensjahr. Im Alltag trifft es vorrangig Menschen, deren Tätigkeiten in und über Schulterhöhe stattfinden, d.h. Maler, Lackierer, Monteure, aber auch Überkopf- bzw. Wurfsportler wie Tennis-, Volleyball-, Handball- oder Golfspieler. Schwimmer gehören ebenfalls zu der Gruppe, die anfällig für Impingements sind.

Entstehung

Warum ist es zu eng
geworden unter dem
Schulterdach?

Die Ursachen für ein Engpasssyndrom im Schultergelenk können sehr unterschiedlich sein. Verantwortlich gemacht werden kann ein dort befindliches Kalkdepot, ein verkrümmtes Schulterdach oder ein zu straffes Band. Das Kalkdepot, das in der Sehne liegt, wird zwischen Schulterdach und Oberarmkopf eingeklemmt und lässt so eine „Kalkschulter" entstehen. Knöcherne Randkantenausziehungen, die an der Unterseite des Schultereckgelenkes entstehen, können den Muskel bzw. die Sehne in ihrem Gleitverhalten gleichermaßen einengen und Schmerzen verursachen.

Bei bestimmten Tätigkeiten in und über Schulterhöhe werden in diesem Tunnel unter dem Schulterdach der Muskel, die Obergrätensehne und der Schleimbeutel eingequetscht und der knöcherne Oberarmkopf und das knöcherne Schulterdach stoßen aneinander. Die Sehne der Rotatorenmanschette ist dann in ihrem Gleitverhalten behindert und das kann zu einem Riss der Rotatorenmanschette führen.

In der Sehne liegende Kalkdepots sind oft die Ursache für Impingement-Symptomatiken.

Ein Impingement entsteht, wenn:

- Kalkablagerungen/Kalkdepots, die sich wie „Sand im Getriebe" anfühlen, sich beim Abspreizen oder Vorwärtsführen des Armes in der Schulter einklemmen können

- der Schleimbeutel durch eine chronische Überlastung angeschwollen und entzündet ist und daher zu wenig Platz hat

- Brüche mit Knochenverschiebungen stattgefunden haben und es dadurch unter dem Schulterdach (zu) eng wird

- Risse in der Rotatorenmanschette entstanden sind, die Einklemmungssymptome unter dem Schulterdach hervorrufen

- es sich um ein angeborenes verkrümmtes Schulterdach handelt

- die Körperhaltung schlecht ist, d. h. die Schultern nach vorne gekippt sind und ein Rundrücken vorliegt.

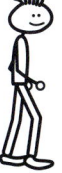

Beschwerdebild

Die Schmerzen beginnen schleichend, die Intensität nimmt jedoch massiv zu.

Patienten mit Einklemmungserscheinungen berichten über Schmerzen in der Schulter, die schleichend beginnen, anfänglich zumeist bewegungsabhängig sind und häufig bei Tätigkeiten in und über Schulterhöhe, d. h. bei Alltagsaktivitäten wie beim Fenster putzen oder Wäsche aufhängen, auftreten. Auch das Anziehen einer Jacke bereitet ihnen durch das Heben des betroffenen Armes und die Innendrehbewegung Schmerzen. Auf der anderen Seite funktioniert das Heben und Tragen schmerzfrei. Quälende Schmerzen treten oft in der Nacht auf und lassen den Betroffenen nicht schlafen. Manche bevorzugen dann die sitzende Schlafstellung. Die zum Teil stechenden oder einschießenden Schmerzen können in den Oberarm ausstrahlen, nicht aber in den ganzen Arm oder in die Finger.

Bei chronischen Entzündungen der Sehnenansätze und des Schleimbeutels klagen die Betroffenen überdies über Schulterschmerzen in Ruhelage, die auf ein fortgeschrittenes Impingement hinweisen. Als weitere Anzeichen können ein Spannungs- oder Schwellungsgefühl vorne außen und/oder Bewegungseinschränkungen bei Abspreiz- und Vorwärtsbewegungen des betroffenen Armes genannt werden, die sich als Schultersteife mit einhergehendem Kraftverlust manifestieren kann.

Behandlungsmöglichkeiten

Grundsätzlich gilt, je früher mit einer Behandlung begonnen wird, umso besser, wobei hier konservative Therapien durchaus erfolgversprechend sind. Anwendungen mit Eis und Ultraschall, aber auch krankengymnastische Übungen sowie ein gezieltes Muskelaufbautraining können hier sinnvoll eingesetzt werden. Wichtig ist auch, das Verhalten des Schulterblattes beim Bewegen des Armes zu beobachten.

Die Stoßwellentherapie hat sich bei der Beseitigung von Kalkdepots wirksam gezeigt und wird in den letzten Jahren gerne verordnet. Gezieltes Spritzen mit Kortison kann schmerzbefreiend sein, aber auch das Setzen von Akupunkturnadeln am Körper oder am Ohr bringt vielen Patienten den gewünschten Erfolg.

Bleiben Impingements unbehandelt, muss mit einer chronischen Sehnenreizung und einer Entzündung des Schleimbeutels gerechnet werden, was in weiterer Folge zu Verschleißerscheinungen der Sehnen und zu einem Rotatorenmanschettendefekt führen kann.

Wenn die konservativen Maßnahmen nicht fruchten und der Leidensdruck nach wie vor besteht, sollte operiert werden. Arthroskopisch wird zuerst der Schleimbeutel entfernt und dann werden mit einer Fräse ca. 5 mm von der Unterseite der Schulterhöhe (Schulterdach, Akromion) abgetragen und diese nach vorne begradigt. Das Ziel ist, Platz unter dem Schulterdach zu schaffen und den Druck von den Sehnenansätzen zu nehmen. So kann auch ein Rotatorenmanschettendefekt verhindert werden.

> Die Akromioplastik macht wieder Platz unter dem Schulterdach.

Zu den geläufigsten Operationsverfahren bei einem Impingement-Syndrom zählen:

- die Akromioplastik, ein Standardverfahren zur Behandlung des Impingement-Syndroms
- die Durchtrennung des vorderen bandförmigen Schulterdaches, wenn ein zu straffes Band ursächlich für die Einklemmung ist; wird gerne mit der Akromioplastik kombiniert
- die Schleimbeutelentfernung
- die endoskopische Kalkdepotentfernung
- die Wiederherstellung der Rotatorenmanschette

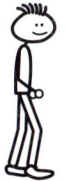

Nach einer Operation werden entzündungshemmende Schmerzmittel verabreicht und Eisbeutelanwendungen zur Abschwellung verordnet. Das Ruhigstellen mittels Schulterschlinge ist nicht notwendig, kann aber zur Schmerzlinderung nicht schaden. Der Arm darf ab dem ersten Tag nach der Operation bewegt werden und Sie können schon mit entsprechenden krankengymnastischen Übungen beginnen.

Schon am 1. Tag nach der Operation kann mit der Physiotherapie begonnen werden.

Kalkschulter –
Verkalkt, aber nicht im Kopf!

rechte Schulter von vorne

Kalkschulter: Ursache oft unbekannt – Verlauf langwierig

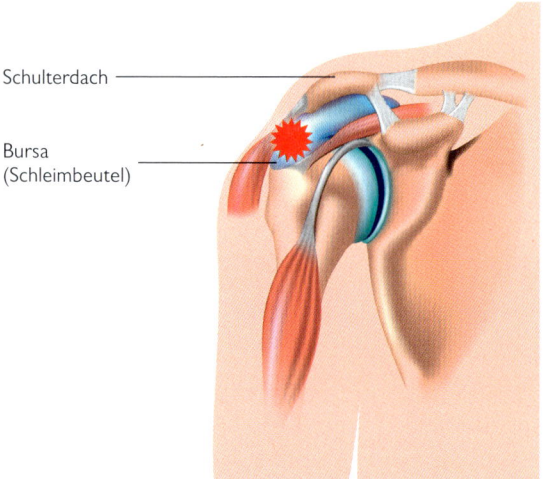

Schulterdach

Bursa (Schleimbeutel)

Bei der Kalkschulter finden sich Kalkablagerungen in den Sehnen der Rotatorenmanschette. In 80 % der Fälle ist die Obergrätensehne davon betroffen, die wesentlich öfters bei Frauen als bei Männern „verkalkt" ist. Meistens tritt die Kalkschulter erstmals zwischen dem 40. und dem 50. Lebensjahr auf. Sie kann auch jahrelang „stumm" verlaufen, also keine Beschwerden verursachen.

Wenn die Kalkschulter „schweigt"…

Die genaue Ursache für die Entstehung von Kalkablagerungen ist bis heute noch nicht geklärt. Fallweise liegen diese Verkalkungen auch im Schleimbeutel.

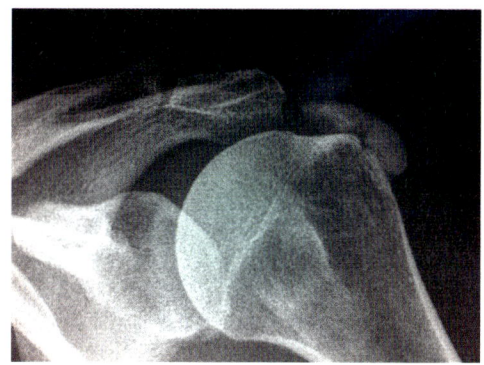

Ein großes Kalkdepot ist sichtbar.

Entstehung

Die Kalkschulter kann in manchen Fällen eine lange Vorgeschichte haben, bis sie ausbricht und dem Betroffenen unerträgliche Beschwerden beschert. Charakteristisch ist der phasenhafte Krankheitsverlauf mit akuten schmerzhaften Krisen, die über mehrere Wochen andauern können. Verantwortlich dafür ist die spontane Auflösung der Kalkdepots, die in das Gelenk oder noch häufiger in den Schleimbeutel eindringen können.

Unfälle bzw. Stürze mit einhergehenden Sehnenrissen, Überbeanspruchungen und daraus resultierende Verletzungen, aber auch mögliche innere Ursachen wie der Alterungsprozess oder eine Minderdurchblutung der Sehnen können als Auslöser für eine Kalkschulter genannt werden. Eine schlechte Durchblutung in der Schultersehne wandelt zunächst deren Gewebe in einen Faserknorpel um. Es verkalkt nicht das Schultergelenk selbst, sondern es bilden sich erbsen- bis mandelgroße Kalkdepots im Bereich der Schulter, die im Röntgen gut als solche erkennbar sind. Je mehr Kalk sich dort ablagert, desto enger wird es unter dem Schulterdach. In weiterer Folge kommt es – abhängig vom Ausmaß der Kalkablagerungen – zur Überreizung und Entzündung der Sehnen der Rotatorenmanschette. Diese Kalkablagerungen üben zudem Druck auf den Schleimbeutel aus (Schulterimpingement, siehe S. 60 ff.), können in diesen eindringen und dort heftige Entzündungsreaktionen auslösen.

Die Kalkschulter ist bekannt für ihren phasenhaften Krankheitsverlauf mit akuten schmerzhaften Phasen.

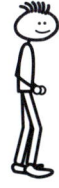

Beschwerdebild

Wäsche aufhängen, Haare kämmen oder Geschirr aus einem höher gelegenen Regal nehmen sind alltägliche Bewegungen, die für eine gesunde, funktionierende Schulter keine Probleme darstellen, für Patienten mit einer Kalkschulter jedoch fast unmöglich sind. Kalkablagerungen verursachen ab einer bestimmten Größe und vor allem bei Bewegungen über Schulter- oder Kopfhöhe Reizungen und unerträgliche Schmerzen. Die stärksten Beschwerden treten in den Phasen der Kalkeinlagerung und Auflösung des Kalkdepots auf. Nicht selten kann ein phasenhafter Verlauf mit intervallartigen stärkeren und schwächeren Schmerzen über Tage oder Wochen, aber auch mit Phasen der Beschwerdefreiheit beobachtet werden. Die Beschwerden können zudem nachts auftreten und den Schlaf stören. Der Patient versucht aufgrund der Schmerzen die Schulter, die äußerlich gerötet und geschwollen sein kann, zu schonen. Dies kann zu Gelenksteifigkeit führen und sich in weiterer Folge negativ auf die Lebensqualität auswirken.

Wenn sich Kalk einlagert oder sich das Kalkdepot auflöst, sind die Beschwerden am schlimmsten.

> ### Häufige Symptome der Kalkschulter:
>
> ↘ plötzlich stechende Schmerzen in der Schulter ohne vorangegangenen Unfall
>
> ↘ Schmerzen beim Liegen auf der betroffenen Schulter
>
> ↘ unerträgliche Schmerzen bei Überkopfarbeiten
>
> ↘ der Arm der betroffenen Schulter fühlt sich wie gelähmt an und ist in seiner Beweglichkeit stark eingeschränkt
>
> ↘ Nackenschmerzen infolge einer schmerzbedingten Schonhaltung

Behandlungsmöglichkeiten

Die Behandlung der Kalkschulter richtet sich nach dem vorliegenden Krankheitsstadium, der Form und Größe der Kalkablagerungen, den beschriebenen Schmerzen und den Bewegungseinschränkungen.

Wenn der Kalkherd durchbricht und in den darüber gelegenen Schleimbeutel eindringt, kommt es zu heftigen Schmerzattacken. Jetzt können nur mehr Medikamente und Kortison-Injektionen helfen. Doch diese bringen zumeist nur kurzfristig Schmerzlinderung und verlangen bald nach weiteren Behandlungsmaßnahmen.

Um die örtliche Durchblutung in den Sehnen anzuregen, werden Physiotherapie und Druckpunktmassagen sowie Ultraschallbehandlungen empfohlen. Dadurch können die kristallinen Fremdkörperchen beseitigt werden. Während im Akutstadium Eispackungen helfen, die Beschwerden zu lindern, werden bei chronischen Verläufen Wärmeanwendungen als angenehm und schmerzreduzierend empfunden. Eine weitere Möglichkeit, den Kalkherd zu zerstören bzw. ihn aufzulösen, stellt die Stoßwellentherapie dar. Dafür sind zumeist 4–6 Sitzungen notwendig. Bei starken Schmerzen kann die Schulter durch eine Schulterorthese (Schiene) entlastet werden.

Zudem sollten verstärkt Selbst- bzw. Bewegungstraining gemacht werden, um eine Gelenkversteifung zu vermeiden.

Begleitend und unterstützend können entzündungshemmende und schmerzstillende Medikamente eingenommen oder Salben, Gels sowie Wirkstoffpflaster verwendet werden.

Ein mittlerweile etabliertes, jedoch nicht überall gebräuchliches Verfahren stellt das Needling der Rotatorenmanschette dar. In der Regel wird es unter örtlicher Betäubung oder Dämmerschlaf durchgeführt, weil es sich hierbei um einen schmerzhaften Eingriff handelt. Ziel ist es, in das Kalkdepot eine Nadel (englisch *needle*) einzubringen und/oder durch das gleichzeitige Einspritzen von Flüssigkeit das Volumen des Kalkdepots zu reduzieren.

Eispackungen im Akutstadium, Wärmeanwendungen bei chronischem Verlauf

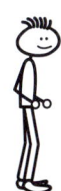

> ### Eine Operation wird empfohlen bei:
>
> ↘ starken, unerträglichen Schmerzen im Schulterbereich
>
> ↘ einem langwierigen Krankheitsverlauf
>
> ↘ sehr großen und harten Kalkdepots (> 1 cm Durchmesser)
>
> ↘ stark vernarbtem und entzündetem Schleimbeutelgewebe
>
> ↘ angerissener und brüchiger Schultersehne

Solange der Kalkherd keine Probleme verursacht, kann man den Weg der konservativen Behandlung wählen und mit der Kalkausräumung zuwarten. Eine erfolgversprechende Methode ist die arthroskopische Entfernung des Kalkherdes und des entzündeten bzw. vernarbten Schleimbeutelgewebes. Der Arm ist hier lediglich eine Woche nach der Operation in einem Verband geschützt zu tragen. Krankengymnastische Übungen zur Erhaltung der Beweglichkeit im Schultergelenk sind nach der Operation für eine rasche Heilung von Vorteil.

Ist das Kalkdepot in der Schulter aufgelöst, gilt der Patient als geheilt. In der Regel bildet sich dort auch kein Kalk mehr.

In der Regel stellt die schmerzhafte Kalkschulter ein einmaliges Ereignis dar. Und wenn das Kalkdepot aufgelöst ist oder operativ entfernt wurde, kann sie als ausgeheilt betrachtet werden. Es besteht keine Rückfallgefahr. Auf sportliche Aktivitäten sollten Sie etwa 4–6 Wochen nach der Operation verzichten. Für Überkopfsportler gilt sogar ein Zeitraum von 8–12 Wochen, abhängig von der Belastung sowie der Größe des Kalkherdes, der entfernt wurde.

Frozen shoulder (Schultersteife)

Charakteristisch für die „Frozen shoulder", auch Schultersteife genannt, ist die chronische Bewegungseinschränkung, die in Stadien mit unterschiedlichen Beschwerden verläuft. Obwohl der Krankheitsverlauf recht gut vorhersehbar ist, gestaltet er sich für den Patienten wie für den Arzt gleichermaßen unangenehm. In der Regel dauert die Krankheit ohne Behandlung zwischen einem halben Jahr und zwei Jahren. Besonders betroffen sind davon Patienten zwischen dem 40. und 60. Lebensjahr, Frauen trifft es häufiger.

Entstehung

Bei der „Frozen shoulder" muss zwischen der primären und der sekundären Schultersteife unterschieden werden. Während die Ursache für die primäre „Frozen shoulder" nicht bekannt ist, finden sich bei der sekundären einige Risikofaktoren, die diese Erkrankung auslösen können. Dazu zählen Stoffwechselerkrankungen (z. B. Diabetes oder Überfunktion der Schilddrüse), Störungen des Hormonsystems, Verschleißerkrankungen der Halswirbelsäule, Herz- und Lungenerkrankungen sowie größere vorangegangene Operationen.

Primäre Schultersteife: Ursache unbekannt. Sekundäre Schultersteife: als mögliche Auslöser gelten Diabetes, Herz- und Lungenerkrankungen, Störungen des Hormonstatus, größere Operationen.

Ursachen der „Frozen shoulder":

↘ Diabetes mellitus

↘ Schilddrüsenüberfunktion und -unterfunktion

↘ hoher Cholesterinspiegel

↘ Metabolisches Syndrom

Bei der echten „Frozen shoulder" handelt es sich um eine entzündliche Erkrankung der Gelenkkapsel des Schultergelenks, in deren Verlauf Verklebungen und Vernarbungen des Kapselgewebes entstehen können. In weiterer Folge kommt es zu einer Schrumpfung der Gelenkhülle, die mit massiven Bewegungseinschränkungen einhergehen kann.

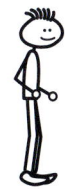

rechte Schulter
von vorne

Schrumpfung der
Gelenkskapsel –
meist entzündlich
und leider langwierig

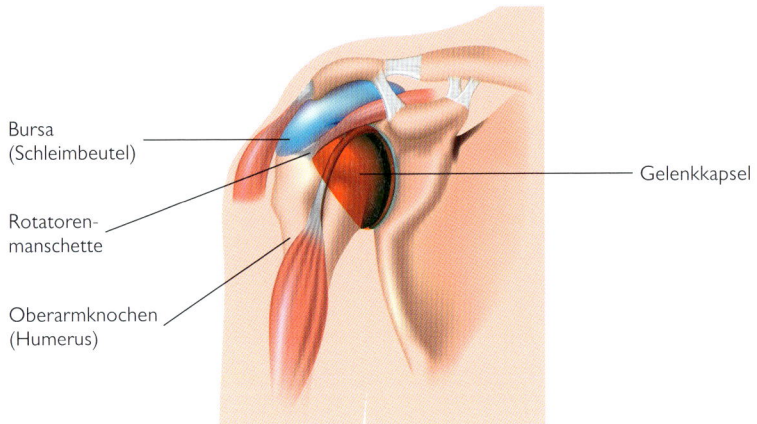

Bursa
(Schleimbeutel)

Gelenkkapsel

Rotatoren-
manschette

Oberarmknochen
(Humerus)

Krankheitsverlauf der Frozen shoulder:

❶ Stadium des „Einfrierens": diffuse, quälende Schmerzen des
Schultergelenks ohne Bewegungseinschränkungen, nächtliche
Ruheschmerzen; zunehmend wird eine Schonhaltung eingenommen. Keine Auffälligkeiten bei der Ultraschall- und Magnetreso-
nanzuntersuchung.

❷ Stadium des „Gefrorenseins": Die Schmerzen lassen langsam
nach, es kommt zu einer Bewegungseinschränkung und die Gelenkkapsel beginnt zu schrumpfen; das Schultergelenk kann nicht
mehr auf Schulterhöhe angehoben werden, Rückenschmerzen
können die Folge sein; der Patient ist froh über das Nachlassen der starken Schulterschmerzen, doch die Beweglichkeit im
Schultergelenk wird zunehmend schlechter.

❸ Stadium des „Auftauens": Die Entzündung ist ausgebrannt und
die Bewegungseinschränkungen lösen sich auf; die ursprüngliche
Beweglichkeit wird leider selten wieder erreicht, die Schmerzen
nehmen jedoch ab.

Beschwerdebild

Die wichtigsten Anzeichen für eine Schultersteife sind Druck-schmerzen an der vorderen Schulterregion und zunehmende schmerzhafte Bewegungseinschränkungen, die sich über Monate hinziehen können. Zunächst ist beispielsweise das Hineinstecken eines Hemdes bzw. T-Shirts sowie das Schließen eines BHs im Rückenbereich nur schwer möglich, weil die Innendrehung des Armes eingeschränkt ist. Oft wird vermeintlich eine falsche Schul-terbewegung oder ein harmloser Sturz als Ursache angenommen. Die Schmerzen kommen oft aus dem Nichts und stören die nächt-liche Ruhe.

Im ersten Stadium ist das Erstellen der Diagnose schwierig, und die Erkrankung wird gerne mit einer Kalkschulter, einer Schulterarthrose oder einem Impingement verwechselt. Die Einschränkung der Be-weglichkeit in allen Freiheitsgraden ist charakteristisch. Jetzt heißt es Geduld haben und durchhalten, denn diese Schmerzen können Pa-tienten mit der Diagnose Schultersteife bis zu zwei Jahre begleiten.

Die Schultersteife wird oft mit einer Kalkschulter ver-wechselt. Was sie auf jeden Fall gemein haben: Sie können lange dauern und sehr schmerzhaft sein.

Behandlungsmöglichkeiten

Die „Frozen shoulder" ist zumeist langwierig, zum Teil äußerst schmerzhaft und psychisch sehr belastend, doch sie kann auch einen gutartigen Spontanverlauf nehmen.

Am Beginn der Erkrankung können dem Patienten vorübergehend entzündungshemmende und schmerzstillende Medikamente so wie Kortison-Spritzen direkt in die Schulter helfen. Auch die kurz-fristige Einnahme von Kortison in Tablettenform im Rahmen eines Stufenschemas kann sich günstig auswirken. Zusätzlich werden heilgymnastische sowie physikalische Behandlungen zur möglichst langen Erhaltung der Schulterbeweglichkeit empfohlen. Wärmean-wendungen, sanfte Massagen oder Selbstmassagen können helfen. Da der Erkrankungsverlauf von Patient zu Patient variiert, sind re-

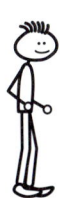

gelmäßige Termine bei einem Orthopäden notwendig. So wird der optimale Zeitpunkt für einen operativen Eingriff nicht versäumt. Die Lösung bzw. Lockerung des vernarbten und geschrumpften Kapselbandgewebes stellt bei lange anhaltenden Beschwerden die einzige operative Behandlungsmöglichkeit dar. Dieser Eingriff bringt allerdings keine Verkürzung des Krankheitsverlaufes mit sich und auch keine sofortige Heilung. Der Leidensdruck und die Beeinträchtigungen im Alltag werden jedoch verringert. Eine vertrauensvolle Arzt-Patienten-Beziehung ist daher während dieser psychisch belastenden Phase für den Leidgeprüften sehr wichtig. Die Kooperation mit einer Schmerzambulanz ist empfehlenswert.

Diese Phase kann psychisch sehr belastend sein.

Das Schultergelenk ist mit seinem Bewegungsumfang von fast 360 Grad ein richtiges Bewegungsgelenk. Doch auch dieses Gelenk kommt irgendwann in die Jahre und verliert an Beweglichkeit und Elastizität. So ist mit altersbedingten **Verschleißerscheinungen** im Schulterbereich etwa ab dem 50. Lebensjahr zu rechnen. Diese sind jedoch wesentlich seltener in der Schulter als in den Knien und Hüften vorzufinden. Nichtdestotrotz werden sie als sehr störend empfunden, gleichwohl sie nur selten schmerzhaft sind. Konservative Behandlungen stehen bei arthrotischen Veränderungen der Schulter im Vordergrund und werden hier genauer beschrieben.

Schultereckgelenksarthrose –
Kleines Gelenk mit großer Auswirkung!

Das Gelenk zwischen Schulterdach und Schlüsselbein wird Schultereckgelenk (auch AC-Gelenk) genannt. In diesem Gelenk können nach Bandverletzungen oder aufgrund langjähriger, schwerer körperlicher Arbeit Verschleißerscheinungen entstehen. Die genaue Ursache des Verschleißes ist jedoch nicht bekannt. Die Sympto-

Schulter-
eckgelenk
(AC-Gelenk)

Schulter-
eckgelenk
(AC-Gelenk)

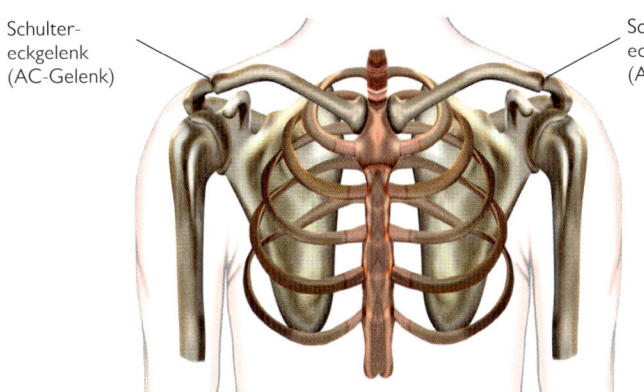

Die Schultereckgelenksarthrose kann mit dem Impingement-Syndrom verwechselt werden.

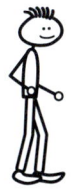

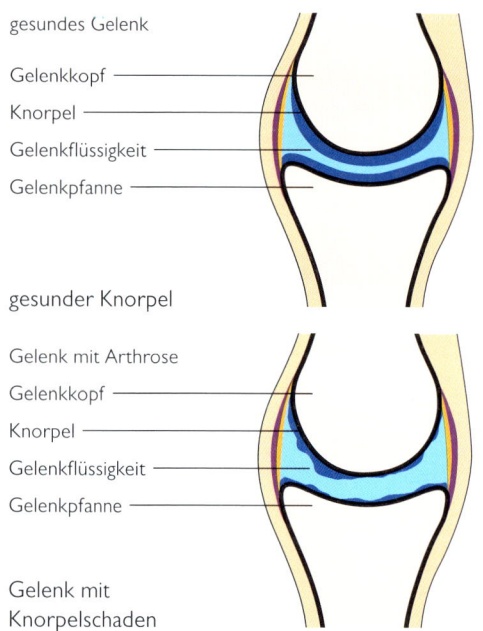

gesundes Gelenk

Gelenkkopf

Knorpel

Gelenkflüssigkeit

Gelenkpfanne

gesunder Knorpel

Gelenk mit Arthrose

Gelenkkopf

Knorpel

Gelenkflüssigkeit

Gelenkpfanne

Gelenk mit
Knorpelschaden

me ähneln einem Impingement-Syndrom. Eine familiäre Häufung der AC-Gelenksarthrose lässt vermuten, dass es sich um eine genetisch bedingte Erkrankung handelt.

Entstehung

Bei großer Beanspruchung des Schultergelenks kommt es zur Verschmälerung des Abstandes zwischen Schlüsselbein und Schulterdach und zum Reiben von Knochen auf Knochen. Der „Puffer" zwischen den beiden Knochenenden wird nach und nach geringer und kann im Endstadium vollständig abgenutzt sein. Man spricht dann von einer Schultereckgelenksarthrose. In weiterer Folge kommt es in diesem Bereich zu knöchernen Neubildungen. Problematisch wird es, wenn die Sehnen durch das ständige Reiben an den knöchernen Vorsprüngen (Osteophyten) reißen und ihre Funktion verlieren. Die nach unten wachsenden knöchernen Vorsprünge verursachen Reizungen von Sehnen und Schleimbeutel, was in weiterer Folge Schmerzen vor allem im Oberarm mit sich bringt.

> ### Ursachen der Schultereckgelenksarthrose:
>
> ↘ Verschleißerscheinungen im AC-Gelenk nach Bandverletzungen
>
> ↘ Verletzungen des Gelenkes (z. B. durch Luxation)
>
> ↘ Brüche des Schlüsselbeins oder langjährige, schwere körperliche Arbeit mit chronischen Überlastungen des Gelenkes

Beschwerdebild

Jeder Mensch empfindet anders. So werden die Arthroseschmerzen oftmals von Patient zu Patient unterschiedlich wahrgenommen, und der Arzt ist aufgefordert, hier richtig zu handeln. Eine genaue Untersuchung durch Abtasten sowie spezielle Tests helfen ihm bei der Erstellung der Diagnose. Die typischen Veränderungen wie die Verschmälerung des Gelenkspaltes und die knöchernen Vorsprünge, die als Zacken am Gelenk erkennbar sind, zeigen sich deutlich im Röntgenbild.

Die Betroffenen klagen zumeist über heftige Schmerzen bei Bewegungen des Armes nach vorne und zur anderen Seite und vom Schultergelenk in den Hals, über Druckempfindlichkeit im Bereich über dem Schultereckgelenk sowie über Schmerzen beim Liegen auf der betroffenen Seite. Die Schwellung (Knubbel) ist auf Druck empfindlich und kann bei Bewegungen über dem Kopf Reibegeräusche verursachen. Der sogenannte Arthroseschmerz wächst schleichend, behindert jedoch zunehmend das tägliche Leben.

Heftige Schmerzen und Reibegeräusche sind möglich. Aber jeder Betroffene empfindet anders!

Behandlungsmöglichkeiten

Im Anfangsstadium wird immer versucht, die Eckgelenksarthrose mit einer konservativen Behandlung und ohne Operation zu therapieren. Dazu zählen schmerzstillende und entzündungshemmende Medikamente, Injektionen, Akupunktur oder Bewegungstherapien. Wenn keine Besserung der Beschwerden eintritt, sollte eine Operation erwogen werden. Mittels einer Arthroskopie wird das äußerste Ende des Schlüsselbeins mit einer kleinen Fräse um etwa 8 mm gekürzt und der entzündete Schleimbeutel unterhalb des Schulterdaches entfernt. Der Abstand zwischen Schlüsselbein und Schulterdach wird durch dieses Operationsverfahren erweitert. Zusätzlich werden die Knochenanbauten (Osteophyten), die auf die Rotatorenmanschette drücken, abgetragen. Der Bandapparat bleibt

Lassen Sie nichts unversucht und beginnen Sie mit konservativen Behandlungsmöglichkeiten!

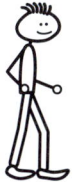

Wenn nichts mehr hilft, steht eine Operation an. Die Beschwerden vergehen danach zumeist sehr schnell.

bei dem arthroskopischen Eingriff verschont. So entsteht auch keine Instabilität des Schlüsselbeins. Die Ruhigstellung des Arms in einer Schiene oder im Gips ist nicht notwendig. Mit dem Bewegungstraining kann sofort nach der Operation begonnen werden, wobei in den ersten 3 Wochen der Arm nicht über die Horizontale gehoben werden sollte. Auch wenn die Beschwerden meist schnell nach der Operation abgeklungen sind, ist mit einer Heilungsphase von etwa 6–8 Wochen zu rechnen.

Schulterarthrose –
Verschleiß an der Schulter

Die Schulterarthrose ist eine Verschleißerscheinung, bei der es zu einem Abrieb des Knorpels im Schultergelenk kommt. Auch Durchblutungsstörungen oder Brüche des Oberarmkopfes können für den Verlust des Gelenkknorpels verantwortlich sein. Davon betroffen sind überwiegend Menschen zwischen dem 60. und 80. Lebensjahr, vermehrt jedoch Frauen. Der Schulterverschleiß, der sich aufgrund von Unfällen entwickelt, betrifft zumeist jüngere Patienten zwischen dem 30. und 60. Lebensjahr, hier vermehrt

rechte Schulter von vorne

Die Arthrose tritt häufig im fortgeschrittenen Alter auf.

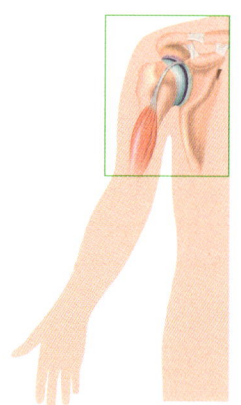
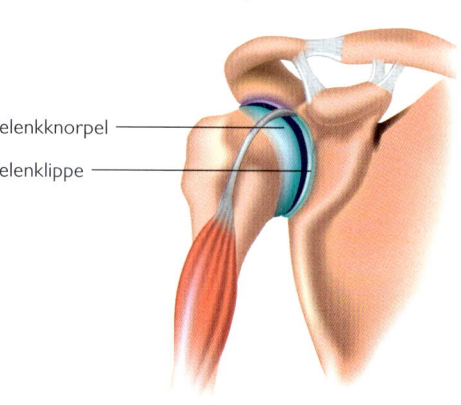

Gelenkknorpel

Gelenklippe

Männer. Unabhängig von der Ursache bildet sich bei längerem Verlauf die Muskulatur zurück und wird schlaff, was eine zunehmende Einsteifung des Gelenks zur Folge hat.

In den meisten Fällen hängt die Schulterarthrose nicht mit einer Schädigung der Rotatorenmanschette zusammen. Nur in 5 % aller Fälle haben Patienten mit einer Schulterarthrose auch gleichzeitig eine Rotatorenmanschettenverletzung.

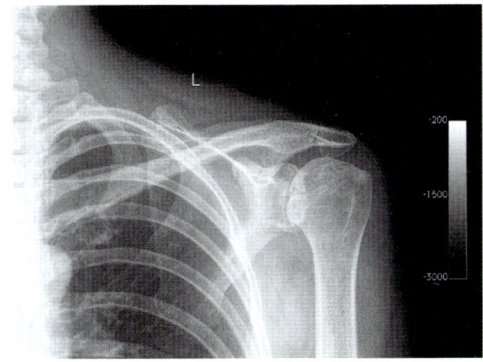

Schultergelenksarthrose

Entstehung

Es gibt mehrere Ursachen, die zu einer Schulterarthrose führen können. Dazu zählen Unfälle, die aufgrund knöcherner Verletzungen langfristig einen Schulterverschleiß verursachen, aber auch rheumatische Gelenksentzündungen. Zudem muss an eine genetische Disposition gedacht werden sowie an angeborene oder erworbene Stoffwechselerkrankungen. So wie bei der Schultereckgelenksarthrose finden sich auch bei der Schulterarthrose oft knöcherne Anbauten um den Oberarmkopf sowie eine deutliche Verschmälerung des Gelenkspalts.

Verantwortlich sind angeborene oder erworbene Stoffwechselerkrankungen, Unfälle oder rheumatische Gelenksentzündungen.

Beschwerdebild

Patienten mit einer Schulterarthrose leiden in der Regel unter Schmerzen in der Schulter und im Oberarm sowie unter eingeschränkter Schulter- und Armbeweglichkeit. Typisch sind zunehmende Schmerzen bei Dreh- und Seitwärtsbewegungen des Armes. Im weiteren Verlauf sind sämtliche Bewegungen schmerzhaft. Hinzu kommen Schmerzen in der Nacht und in Ruhe.

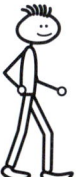

Wellenartiger Verlauf: Beschwerden und Beschwerdefreiheit wechseln sich ab.

Unbehandelt nehmen die Schmerzen, die Bewegungseinschränkungen und das Knacken bzw. Reiben im Schultergelenk langsam zu. Dabei handelt es sich um keinen kontinuierlichen, sondern einen wellenartigen Verlauf mit phasenweise erheblichen Beschwerden und phasenweise Schmerzfreiheit. Im Laufe der Jahre nimmt die Länge der Schmerzperioden zu, die der Schmerzfreiheit ab.

Behandlungsmöglichkeiten

Der Verlauf kann verlangsamt oder abgemildert werden, aber die Arthrose nimmt ihren Lauf.

Die schmerzhafte Schulterarthrose ist der Endzustand des Gelenkverschleißes, da der verloren gegangene Knorpelüberzug sich nicht wieder nachbildet. Bei frühzeitiger Behandlung können aber zahlreiche Maßnahmen helfen, den Verlauf der Arthrose zu verlangsamen und abzumildern, um dem entzündungsbedingten Knorpelabbau entgegenzuwirken und die Schulter zu stabilisieren.

Da die Schulter – anders als das Hüft- oder Kniegelenk – kaum Belastungen wie dem Körpergewicht ausgesetzt ist, kann eine konservative Behandlung über einen längeren Zeitraum in der Regel recht gut wirken. Mit entzündungshemmenden Medikamenten, physikalischer Therapie und Spritzen kann den leidgeprüften Patienten zumindest vorübergehend, wenn auch nicht auf Dauer, geholfen werden. Solange der Verschleiß nicht zu weit fortgeschritten ist, kann eine Schulterarthroskopie durchgeführt werden. Dabei werden endoskopisch der abgeriebene Knorpel geglättet sowie freie Gelenkkörper und abgeriebene Knorpelteile aus dem Schultergelenk entfernt. Zudem wird die entzündete Gelenkschleimhaut, die zum Großteil für die arthrotischen Schmerzen verantwortlich ist, arthroskopisch abgetragen. Diese Operation ist lediglich mit einem Krankenhausaufenthalt von 2–3 Tagen verbunden. Nach der Operation kann sofort mit gezielten Bewegungsübungen begonnen werden. Nimmt die Gelenkspaltverschmälerung sowie die Bewegungseinschränkung zu, sollte das Einsetzen eines künstlichen Schultergelenks überlegt werden. Hierbei ist mit einem Krankenhausaufenthalt von etwa 5–8 Tagen zu rechnen. Weitere Details zum Schultergelenkersatz finden Sie im Abschnitt „Die Schulteren-doprothesen-Operation" (siehe S. 125 ff.).

Bewegungs- und Haltungstipps für den Alltag

1. Tätigkeiten, bei denen man über Kopf arbeitet, sollten bis zur vollständigen Gesundung unterlassen werden. Dazu zählen nicht nur alltägliche Arbeiten wie Fenster putzen oder Wäsche aufhängen, sondern auch handwerkliche Tätigkeiten wie Anstreichen oder Tapezieren.

2. Keine Arbeiten mit ausgestrecktem Arm ausführen, da dieser wie ein langer Hebel wirkt und die Belastungen auf das Schultergelenk vervielfacht.

3. Tragen Sie schwere Kochtöpfe oder Pfannen immer mit beiden Händen! Halten Sie bei normalerweise leichten Tätigkeiten Ellenbogen und Oberarm so nah wie möglich am Rumpf, um eine Überlastung und daraus resultierende Reizung zu vermeiden.

4. Tragen Sie keine schweren Taschen beim Einkaufen, sondern verwenden Sie einen Koffer auf Rädern als Hilfsmittel.

5. Verschieben Sie vorerst Reisen mit schwerem Gepäck bzw. benutzen Sie dafür nur einen leichten Koffer mit Rädern.

6. Liegen Sie nicht auf der kranken Schulter, da sonst der Heilungsprozess verlangsamt wird.

7. Für eine optimale nächtliche Lagerung des Armes empfiehlt sich ein Kissen oder eine dünne Decke.

8. In der akuten Phase der Schulterarthrose, wenn die Entzündung stark schmerzt, kann eine Kühlung mit Kompressen die Beschwerden lindern.

9. Stützen Sie sich beim Aufstehen aus einem Sessel keinesfalls mit den Armen ab!

10. Beim Sitzen sollten die Schultergelenke frei pendeln können, das Abstützen der Arme auf die Tischplatte am besten vermeiden.

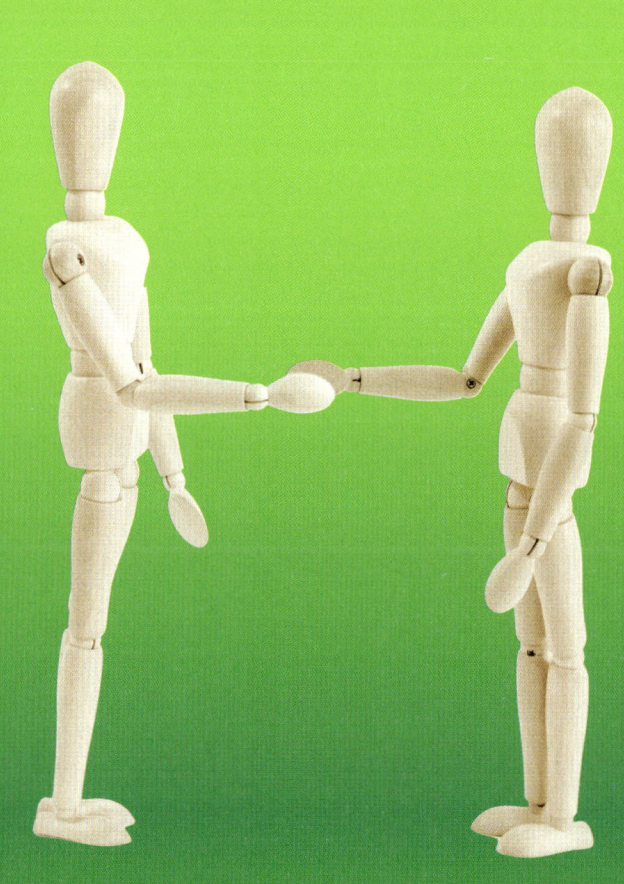

Was macht der Arzt?
Der Weg zur Diagnose

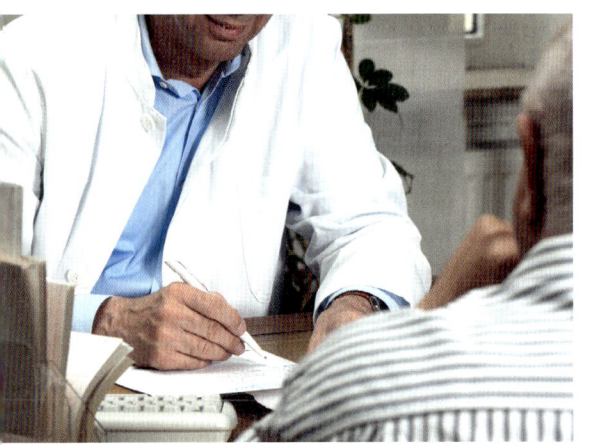

Sind die Schmerzen in der Schulter unerträglich und haben die Bewegungseinschränkungen zugenommen, wird auch der größte Held von sich aus einen Arzt aufsuchen. Manche Erkrankungen und Verletzungen der Schulterregion sind sogar für Experten nicht immer ganz leicht festzustellen und werden in einigen Fällen erst im fortgeschrittenen Stadium klar erkennbar. Bei der Erstellung der Diagnose helfen ihnen diverse Funktionstests sowie bildgebende Verfahren.

Klinische Untersuchung –
der erste Eindruck

Die Anamnese steht immer am Beginn jeder ärztlichen Untersuchung.

Am Anfang jeder klinischen Untersuchung steht eine möglichst exakte Befragung (Anamnese) durch den Facharzt. Dieses Gespräch umfasst Fragen nach dem Ort, dem Ausmaß und dem Auslöser der Schmerzen. Bereits beim Eintreten des Patienten in das Untersuchungszimmer bekommt der Arzt – bei genauer Beobachtung – aufschlussreiche Informationen über den Gesundheitszustand des Patienten. Seine Körperhaltung (kurzer Nacken, hängende oder hochgezogene Schultern, Asymmetrien), sein Gang (Werden die Arme beim Gehen mitbewegt oder nicht?) sowie die Art und Weise, wie er sich für die Untersuchung entkleidet (langsam, schmerzverzerrt, im Stehen oder Sitzen), liefern ihm erste Hinweise für den Inspektionsbefund. Weitere Informationen erhält der Arzt beim Abtasten des betroffenen Gelenks – z. B. dadurch, dass das Gelenk erwärmt oder besonders druckempfindlich ist.

Auffallende Bewegungsmuster:

↘ Bewegungen über Kopf werden gemieden (Hinweis für „Frozen shoulder")

↘ schmerzbedingte Fixierung des Armes auf eine Seite (Hinweis für Kalkschulter)

↘ spontane Innenrotation bei entspanntem, frei herabhängendem Arm (Hinweis für Rotatorenmanschettenruptur – Haut: Prellmarken, Schwellung, Rötung, Bläschen, Narben)

↘ Konturen: symmetrisch oder aufgehoben

↘ Schulterstand: Geradstand, Tief- oder Hochstand

↘ Veränderungen des Schlüsselbeins, des Sternoklavikular- und Akromioklavikulargelenks (Stufenbildungen, Schwellungen, hochstehendes Schlüsselbein)

↘ Muskelschwund im Bereich der Rotatorenmanschette, ggf. mit Schulterhochstand

↘ Bizepssehnenruptur: distaler Muskelbauch des Bizeps, eingeschränkte Unterarmflexion

↘ Abstehende Schulterblätter weisen auf eine Schädigung des langen Brustkorbnervs hin

Bei der Anamnese sind folgende Fragen für den Arzt wichtig (W-Fragen):

↘ **Was** ist Ihr Problem?

↘ **Wo** sind Ihre Schmerzen?

↘ **Wie** stark sind Ihre Schmerzen auf einer Skala von 1 bis 10?

↘ **Wann** treten die Schmerzen auf? (am Morgen, bei Belastung, bei bestimmten Bewegungen etc.)

↘ **Wodurch** wurden die Schmerzen ausgelöst? (Sturz, Unfall, Überbelastung etc.)

Für eine umfassende Befunderhebung am Schultergelenk müssen auch der Schultergürtel sowie der Brustkorb mit einbezogen werden, da das Schlüsselbein, das Schulterblatt und der Arm gelenkig miteinander verbunden sind. Für den Halt im Schultergelenk sind verschiedene Muskelgruppen, insbesondere die Rotatoren verant-

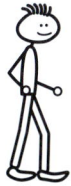

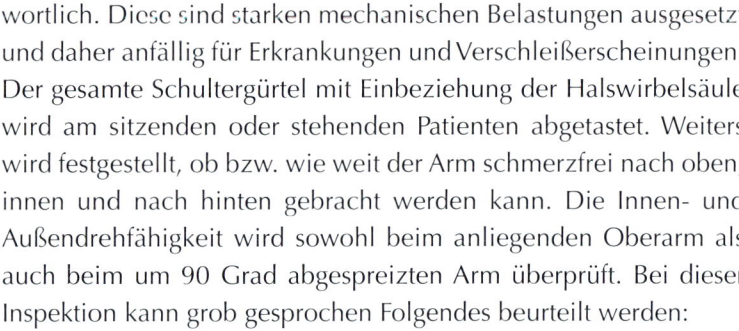

Anhand von Beweglichkeitsprüfungen erhält der Arzt wichtige Informationen über den Gesundheitszustand des Patienten.

wortlich. Diese sind starken mechanischen Belastungen ausgesetzt und daher anfällig für Erkrankungen und Verschleißerscheinungen. Der gesamte Schultergürtel mit Einbeziehung der Halswirbelsäule wird am sitzenden oder stehenden Patienten abgetastet. Weiters wird festgestellt, ob bzw. wie weit der Arm schmerzfrei nach oben, innen und nach hinten gebracht werden kann. Die Innen- und Außendrehfähigkeit wird sowohl beim anliegenden Oberarm als auch beim um 90 Grad abgespreizten Arm überprüft. Bei dieser Inspektion kann grob gesprochen Folgendes beurteilt werden:

↘ Fehlhaltung des Oberkörpers, des Schulterbereiches und der Halswirbelsäule

↘ symmetrische Verhältnisse des Schultergürtels

↘ Muskelschwund

↘ Gelenkergüsse

Die Beweglichkeitsprüfung, bei der Schmerzen und Bewegungseinschränkungen genauer untersucht werden, erfolgt ebenfalls im Sitzen oder Stehen:

↘ Heben beider Arme in alle Richtungen

↘ Schürzengriff (Bewegungstest zur Überprüfung der Schulterbeweglichkeit)

↘ Hinterhauptgriff

↘ passives Testen der Gelenkbeweglichkeit

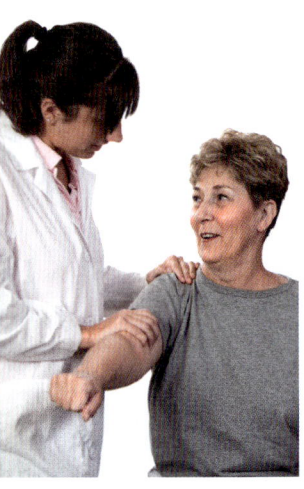

Untersuchung durch Abtasten (Palpation)

Mit Hilfe der Muskelfunktionsprüfung wird evaluiert, ob es sich um eine Rotatorenmanschettenruptur oder ein Sehnenansatzproblem handelt. Bei schmerzgeplagten Patienten ist diese Untersuchung etwas schwieriger, zumal aufgrund dessen die Unterscheidung zwischen einer ruptur- und einer schmerzbedingten Kraftminderung nicht immer ganz eindeutig ist.

Viele Schulterprobleme sind stark vom Alter der Patienten, ihren beruflichen Tätigkeiten sowie sportlichen Aktivitäten abhängig. Eine häufige Verletzung im Kindes- und Jugendalter ist der Schlüsselbeinbruch. Die daraus entstehenden Schulterinstabilitäten zeichnen sich dann meistens im Jugendalter ab. Zwischen dem 20. und 40. Lebensjahr stehen Instabilitäten aufgrund von Luxationen im Vordergrund. Von kleinsten Verletzungsphänomenen sind oft manuell Arbeitende betroffen, die immer wiederkehrende, belastende Bewegungen ausführen. Ab dem 40. Lebensjahr überwiegen Verschleißerscheinungen, die vor allem die Rotatorenmanschette und die lange Bizepssehne betreffen. Bei Frauen im mittleren Alter wird häufig eine Kalkschulter diagnostiziert, die mit heftigen Schmerzen einhergeht und aus scheinbar völliger Gesundheit heraus auftritt. Schulterbeschwerden ab dem 60. Lebensjahr sind zumeist auf Verschleißerscheinungen zurückzuführen (Arthrose).

Eine genaue Bewegungsanalyse und spezielle Muskelwiderstandstests geben dem Arzt Hinweise auf die Art der Schulterverletzung. Seitenvergleichende Kontrolle sowie die Überprüfung der aktiven und passiven Beweglichkeit des Schultergelenks erleichtern die Diagnose. In manchen Fällen ist eine Untersuchung in Seitenlage mit mobilem Schulterblatt sinnvoll.

Im Bereich des SC- und des AC-Gelenks finden sich vor allem bei Sportlern oft Bewegungseinschränkungen, die durch sogenannte Verklebungen oder Verschleißerscheinungen bedingt sind. Es kann sich allerdings auch um vorübergehende Gelenkblockaden handeln, die mittels mobilisierender Handgriffe gelöst werden können. Wesentlich bei der Behandlung von Schulterverletzungen – vor allem von Sportlern – ist die Miteinbeziehung der Halswirbelsäule, der Oberarme und der Ellbogen.

> Auch das Schultergelenk kommt irgendwann in die Jahre. Schulterbeschwerden sind daher auf altersbedingte Verschleißerscheinungen zurückzuführen.

Funktionstests
zur weiteren Abklärung

Die genaue Untersuchung liefert dem Arzt wichtige Hinweise über den physischen Zustand der Schulter seines Patienten. Noch kon-

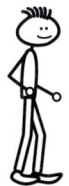

85

kreter wird das Bild mithilfe orthopädischer Funktionstests, von denen hier die wichtigsten kurz beschrieben werden. Sie dienen vor allem der Differenzierung zwischen Instabilitätsproblemen, AC-Gelenkschmerzen, Impingement-Problematiken und Störungen der langen Bizepssehne.

Hinweise für ein Impingement-Syndrom erhält der Arzt über den **Neer-Test.** Dabei steht er hinter dem Patienten und fixiert mit der einen Hand das Schulterblatt der schmerzenden Seite. Der Patient wird nun gebeten, den Unterarm so weit wie möglich einwärts zu drehen, sodass dessen Handfläche nach außen zeigt. Der Arzt hebt jetzt den gesamten gestreckten Arm des Patienten von unten über vorne nach oben. Treten bei dieser Bewegung Schmerzen auf, ist dies ein klarer Hinweis für ein Impingement des Schultergelenks.

Ob der Obergrätenmuskel oder dessen Sehne davon betroffen ist, kann der Arzt über den **Jobe-Test** erfahren, der ebenfalls im Stehen oder Sitzen durchgeführt werden kann. Der Patient hebt den betroffenen, gestreckten Arm im rechten Winkel zum Oberkörper seitlich an und dreht ihn leicht nach vorne, sodass der Daumen zum Boden zeigt. Der Patient wird nun aufgefordert, den Arm in dieser Position zu halten, während der Untersucher versucht, ihn hinunter zu drücken. Wenn der Patient dabei Schmerzen empfindet, ist der Test als positiv zu bewerten. Ein Vergleich mit dem anderen Arm bestätigt das Ergebnis.

Beim **Impingementtest nach Hawkins,** der, wie der Name schon sagt, ein Impingement-Syndrom bestätigen oder ausschließen kann, wird der gestreckte Arm zunächst nach vorne geführt und im Ellbogengelenk um 90 Grad abgewinkelt. Anschließend führt der Arzt eine passive Drehbewegung im Schultergelenk durch, indem er den senkrecht stehenden Unterarm langsam in die Horizontale bewegt. Schmerzen während dieser Bewegungen weisen auf ein Schulter-Impingement hin.

Beim **Werfertest,** der bei Untersuchungen von Sportlern (insbesondere von Überkopfsportlern) mit Hinweisen auf ein Impingement hilfreich ist, führt der Patient eine Wurfbewegung gegen einen Widerstand aus.

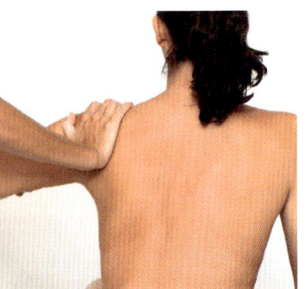

Über orthopädische Funktionstests erhält der Arzt weitere Hinweise.

Eine SLAP-Läsion lässt sich mittels **Speed's-** oder **Palm-up-Test** erkennen, bei dem der Patient in der sitzenden Position aufgefordert wird, den Arm im 90-Grad-Winkel zur Seite zu heben und zu halten. Wird der leichte Gegendruck des Arztes als unangenehm und schmerzhaft empfunden, deutet dies auf eine Verletzung der Knorpellippe am oberen Rand der Schulterpfanne hin.

Mithilfe des **„Drop-arm signs"** lassen sich Verletzungen an der Rotatorenmanschette erkennen. Patienten mit dieser Diagnose sind nicht in der Lage, den Arm aktiv in 90-Grad-Abspreizung (Horizontale) gegen einen Widerstand oder gegen die Schwerkraft zu halten. Um den Unterschulterblattmuskel zu testen, eignen sich der **Lift-off-Test** und das **Napoleon-Zeichen.** Beim Lift-off-Test werden beide Hände wie beim Binden einer Schürze auf den Rücken geführt. Deshalb wird er auch „Schürzentest" genannt. Der Patient wird nun aufgefordert, die Hand des Arztes gegen einen geringen Widerstand vom Rücken wegzudrücken.

Ganz im Stile von Napoleon legt der Patient zur Testung des Napoleon-Zeichens die Handinnenfläche auf den Bauch, drückt fest an und versucht, den Ellbogen möglichst vorne zu halten. Wenn beide Tests vom Patienten nicht erfolgreich ausgeführt werden können, deutet dies auf eine Schädigung des Unterschulterblattmuskels hin.

> Bei den diversen Funktionstests übt der Arzt nur leichten Druck bzw. Gegendruck auf das betroffene Gelenk aus. Der Patient spürt nur kurz einen Schmerz.

Einrenken des Schultergelenks –
So schnell wie möglich!

Der ausgekugelte Oberarmkopf gehört so schnell wie möglich wieder in die Schulterpfanne. Aber lassen Sie bitte immer einen Fachmann ran! Denn dabei können Nerven und Gefäße verletzt werden. Das Mittel der ersten Wahl ist daher bei frischen Erstluxationen sowie bei Folgeluxationen das Einrenken der Schulter.

> Einrenken: schnell und professionell!

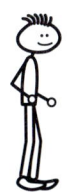

Das Einrenken kann sehr schmerzhaft sein, auch wenn es ein Fachmann macht.

Vor dem Einrichten sollte aber ein Röntgen der Schulter gemacht werden, um Knochenbrüche oder eine verhakte Verrenkung auszuschließen.

Zum Einrenken der Schulter gibt es einige Methoden, die in der Regel sehr schmerzhaft sind und unter Umständen nach einer örtlichen Betäubung oder nach muskelentspannenden Medikamenten verlangen. Die **Methode nach Hippokrates** zählt zu den bekanntesten Ein-Mann-Verfahren und findet in Rückenlage statt. Der Arzt umfasst dabei mit seinen Händen die Hand auf der verletzten Seite des Patienten, hebt dessen Arm leicht an und stemmt seine Ferse in die Achselhöhle des Patienten, während er den gestreckten Arm anzieht. Dabei wird der Oberarmkopf über den Pfannenrand gehebelt und kann so wieder in die Pfanne zurückkehren. Eine Narkose ist allerdings empfehlenswert.

Als schonender gilt die **Methode nach Arlt,** bei der der Verletzte auf einem Stuhl sitzt. Der ausgerenkte Arm wird im Ellenbogengelenk rechtwinkelig gebeugt und über einer Stuhllehne gelagert, die mit einer Decke gepolstert ist. Jetzt wird in der Richtung der Oberarmschaftachse kontinuierlich gezogen, bis sich der Oberarmkopf wieder in der Schulterpfanne befindet.

Bei besonders komplizierten Schulterverrenkungen wird die **Methode nach Kocher** angewendet, für die aber eine Vollnarkose notwendig ist. Der Arzt fasst mit der einen Hand die Hand der verletzten Seite des Patienten und mit der anderen den rechtwinkelig gebeugten Ellbogen. Während der Arm des Patienten unter leichtem Zug vom Körper wegbewegt wird, wird der Arm angehoben und nach außen gedreht. Am Höhepunkt der Anhebung des Armes springt der Oberarmkopf spür- und hörbar in die Pfanne zurück.

In der Regel findet eine Röntgenuntersuchung vor und nach dem Einrenken statt.

Vor und nach jeder Schultereinrenkung werden Durchblutung, Beweglichkeit und Sensibilität geprüft sowie eine Röntgenuntersuchung vorgenommen. Nach erfolgtem Einrenken wird dringend angeraten, den Arm für 2–3 Wochen mit einer Gilchrist-Bandage (siehe S.134) ruhigzustellen. Da bei längerer Ruhigstellung die Gefahr der Einsteifung besteht, sollte bei älteren Menschen der Arm lediglich für kurze Zeit bandagiert werden. Je nach Alter und Aktivitätsgrad des Patienten wird spätestens nach der zweiten Luxation eine Arthroskopie zur Stabilisierung empfohlen.

Neurologische Untersuchung –
manchmal notwendig!

Die Neurologie befasst sich mit der Funktion und den Erkrankungen des Nervensystems. Mithilfe einer neurologischen Untersuchung, die als körperliche Routineuntersuchung gilt, lässt sich einschätzen, wo im Nervensystem die Ursache für die geschilderten Beschwerden zu finden ist.

Zu Beginn eines Besuches beim Neurologen steht immer ein ausführliches ärztliches Gespräch. Dieses liefert nicht nur wesentliche diagnostische Hinweise, sondern auch Ansatzpunkte für weitere Untersuchungen. Untersucht werden die Wirbelsäule, Gelenke und Gliedmaßen sowie die Muskulatur. Schon ein fester Händedruck bei der Begrüßung lässt auf eine halbwegs normale Kraft in der betroffenen Hand schließen. Es finden unter anderem passive Bewegungen sowie Bewegungen gegen einen Widerstand statt.

Nacken- und Schulterschmerzen erfordern häufig eine Zusammenschau orthopädischer und neurologischer Untersuchungsergebnisse. Chronische Schulterschmerzen können nicht nur auf orthopädische, sondern in Einzelfällen auch auf neurologische Erkrankungen zurückgeführt werden. Da Schulterschmerzen mit Sensibilitätsstörungen bzw. sensiblen Missempfindungen einhergehen können, die in den Oberarm, in die Hand oder Finger ausstrahlen können, wird eine neurologische Abklärung empfohlen. Eine Minderdurchblutung des Schultergelenks, bei der auch die

Patienten mit Schulterschmerzen klagen oft auch über Sensibilitätsstörungen, die bis in die Finger ausstrahlen können. Jetzt ist der Neurologe gefragt!

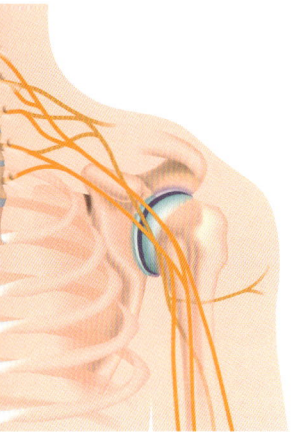

Zahlreiche Nerven befinden sich im Schulterbereich.

Nerven außerhalb von Gehirn und Rückenmark betroffen sind, kann diese Empfindlichkeitsstörungen auslösen, die sich wie ein Kribbeln oder Taubheitsgefühl bemerkbar machen. Anhand einer neurologischen Untersuchung (Elektromyogramm, EMG) lässt sich abklären, ob es sich bei den Schulterschmerzen um eine nervliche oder muskuläre Erkrankung handelt oder beispielsweise ein Nerv eingeklemmt ist. Dabei misst der Arzt die elektrische Aktivität der Muskeln in Ruhe und in Bewegung.

Die Elektroneurografie kann weitere Aufschlüsse über den Funktionszustand der Nerven außerhalb von Gehirn und Rückenmark geben. Das Prinzip beruht auf einer elektrischen Reizung des zu untersuchenden Nervs. Dabei wird ein elektrisches Signal über die Nervenfasern weitergeleitet, das eine Reaktion im Zielgebiet des Nervs auslöst. Bei motorischen Nerven fühlt sich das wie ein Zucken des durch den Nerv versorgten Muskels an. Zu den häufigsten Ursachen einer Nervenschädigung zählen Verletzungen aufgrund von Unfällen (auch Schnittwunden), Schädigungen von Nervenfasern und Erkrankungen mit Störungen der Erregungsübertragung zwischen Nerv und Muskel. Die neurologische Untersuchung ist ungefährlich und kann mehrmals durchgeführt werden.

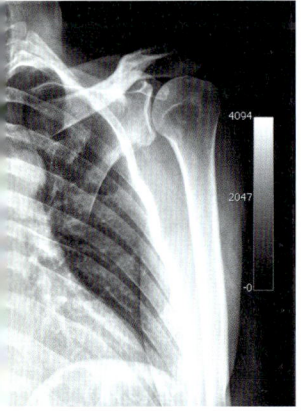

Röntgenuntersuchung –
nicht mehr wegzudenken!

Die Röntgenuntersuchung hat ihren hohen Stellenwert als erstes bildgebendes Verfahren zur Bewertung orthopädischer Erkrankungen bis heute behalten. Bei gezielter Anwendung kann sie häufig ohne den Einsatz weiterer teurer bildgebender Verfahren zu einer gesicherten Diagnose führen. Sie ist geeignet zur Darstellung von Schulterluxationen, Schulterinstabilitäten, Schultergelenksarthrosen, Brüchen sowie von freien Gelenkskörperchen.

Die Röntgenuntersuchung kann im Liegen, Stehen oder Sitzen stattfinden. Für eine scharfe Aufnahme sollte jegliche Bewegung des Patienten unterbleiben. Die von einem Röntgenapparat erzeugten ionisierenden Strahlen dringen unsichtbar und schmerzlos in den Körper ein. Sie sind für den Patienten schonend und nicht vergleichbar mit radioaktiven Strahlen. Sobald das Röntgengerät abgeschaltet ist, sind die Strahlen aus dem Körper verschwunden. Der Röntgenuntersuchung des Schultergelenks sollte eine klinische Untersuchung vorangehen, da neben den Standardaufnahmen auch Spezialaufnahmen zur Abklärung spezieller Schultererkrankungen möglich sind. Bei begründetem Verdacht auf einen Bruch sollte in jedem Fall eine Röntgenaufnahme des Schlüsselbeines in zwei Ebenen (von vorne und 45 Grad gekippt) durchgeführt werden. Wichtig ist dies zur Bestätigung der Verdachtsdiagnose, zur Einschätzung des Bruchausmaßes und der Bruchart sowie für den weiteren Behandlungsplan. Zur Mitte hin gelegene Schlüsselbeinbrüche werden auf den Röntgenstandardaufnahmen wegen Überlagerungseffekten häufig übersehen. In diesem Fall kann eine Computertomografie (CT) besser geeignet sein, da es hier diese Überlagerungseffekte nicht gibt und unscheinbare, kleine Brüche ebenso diagnostiziert werden können. Für die Beurteilung klassischer Schlüsselbeinbrüche sind weder eine Computer- noch eine Magnetresonanztomografie notwendig. In den meisten Fällen reicht hier eine Blickdiagnose.

> Bei Verdacht auf einen Bruch im Bereich der Schulter erhält man mittels Röntgenuntersuchung Klarheit.

Ultraschalluntersuchung –
kostengünstig, effizient und schonend

Die Sonografie, umgangssprachlich Ultraschall genannt, ist die Anwendung von Ultraschall als bildgebendes Verfahren zur Untersuchung von organischem Gewebe. Sie zählt zu den wichtigsten

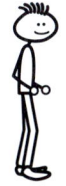

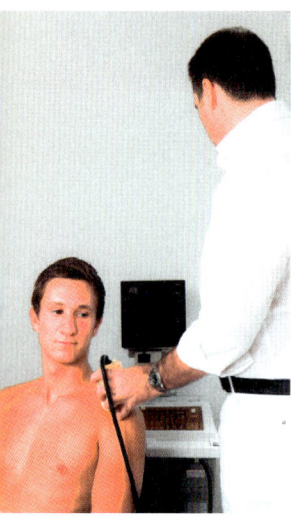

Ultraschalluntersuchung

und häufigsten Untersuchungsmethoden und gilt als kostengünstiges Untersuchungsverfahren. Die Befunde sind im Seitenvergleich (linke und rechte Schulter werden verglichen) meist eindeutig und nicht zu übersehen. Diese Untersuchungsmethode ist in starkem Ausmaß abhängig von der Erfahrung des Untersuchers. Weichteile, Muskeln und Sehnen lassen sich mittels dieser Methode gut beurteilen. Teilrisse der Rotatorenmanschette oder der Sehnen an der Schulter lassen sich sonografisch besser darstellen als mittels Magnetresonanztomografie. Allerdings lässt die Ultraschalluntersuchung nicht immer eine sichere Diagnose zu, sondern dient vorwiegend dem Ausschluss von Begleitschäden.

In der Regel werden immer beide Schultergelenke untersucht, wobei mit dem nicht betroffenen begonnen und dieses mit dem anderen verglichen wird. Der Patient sitzt bei der Untersuchung in aufrechter Haltung zwischen dem Untersucher und dem Ultraschallgerät. Der verletzte Arm des Patienten hängt frei nach unten, sodass dieser vom Untersucher ungehindert bewegt werden kann.

Knochendefekte sowie Frakturen lassen sich mittels CT sehr gut beurteilen.

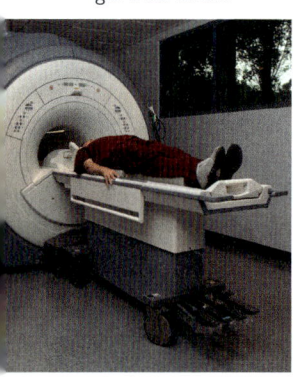

Computertomografie –
noch aufschlussreicher?

Die Computertomografie, kurz CT genannt, wird als Weiterentwicklung des herkömmlichen Röntgenverfahrens gesehen, weil hier ebenfalls Röntgenstrahlen zum Einsatz kommen. Sie zählt zu den wertvollsten Diagnoseverfahren der Radiologie und ist heute aus Klinik und Praxis nicht mehr wegzudenken. Während man beim Standardröntgenverfahren lediglich zweidimensionale Bilder erhält, entstehen bei einer Computertomografie mehrere Schnittbilder, die ein Computer in dreidimensionale Abbildungen umwandelt. Auf diese Art und Weise können nicht nur unterschiedliche Krankheiten festgestellt, sondern auch Lage und Ausdehnung der krankhaften Veränderungen bestimmt werden. Sie dient wie das Standardröntgenverfahren hauptsächlich zur Darstellung knöcherner Verletzungen.

Bei der CT-Untersuchung des Schultergelenks kreist die Röntgenröhre um den liegenden Patienten und liefert so von nahezu allen Körperregionen und Geweben präzise Bilder. Die Dauer der Untersuchung ist abhängig von der Leistung des Geräts, der speziellen Fragestellung und des zu untersuchenden Körperbereichs. In der Regel ist mit einer Dauer von etwa 30 Sekunden bis zu 3 Minuten zu rechnen. Ein Nachteil der Computertomografie ist die relativ hohe Strahlenbelastung sowie das teilweise begrenzte örtliche Auflösungsvermögen, das heißt, eng umrissene Körperstellen sind nicht immer gut unterscheidbar.

Magnetresonanztomografie –
ganz ohne Strahlenbelastung!

MRT-Untersuchung für Muskeln und Sehnen bzw. für besondere Fragestellungen

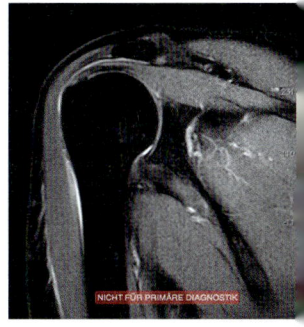

Die Magnetresonanztomografie, kurz MRT genannt, ist ein Schnittbildverfahren, das aufgrund der anfallenden hohen Einsatzkosten erst in zweiter Linie und für besondere Fragestellungen in Anspruch genommen wird. Es wird zur Diagnostik von Gewebeveränderungen und Tumoren inklusive Knochenmarkveränderungen eingesetzt. Ein wesentlicher Vorteil der Magnetresonanztomografie gegenüber der Computertomografie ist die fehlende Strahlenbelastung. In den MRT-Bildern lassen sich Weichteilveränderungen wie Schleimbeutelentzündungen, teilweise oder komplette Rotatorenmanschettenrisse oder Veränderungen an der langen Bizepssehne, Schultergelenkarthrose, Kapsel-Band-Verletzungen und Brüche für den Experten gut erkennen. Aufgrund der fortgeschrittenen Gerätetechnik hat sich nicht nur die Gewebedarstellung verbessert, sondern auch die Untersuchungszeit verkürzt.

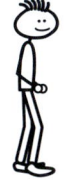

MRT-Untersuchung: schmerz- und nebenwirkungsfrei, aber teuer

Während der etwa 10- bis 30-minütigen Untersuchung wird der Patient angehalten, möglichst ruhig in der Röhre, in der ein Magnetfeld aufgebaut wird, zu liegen. Jegliche Bewegung beeinflusst die Qualität der Bilder negativ. Die Untersuchung ist völlig schmerzfrei, aufgrund der Strahlenfreiheit nebenwirkungslos und daher auch während der Schwangerschaft bedenkenlos einsetzbar. Seit einigen Jahren werden „offene" MRT-Geräte bzw. Geräte mit großen Röhren eingesetzt, bei denen sich auch Patienten mit Angst vor engen Räumen beruhigt der Untersuchung stellen können. Was aber geblieben ist, sind die lauten, dröhnenden Geräusche ähnlich einem Hämmern oder Bohren, die mit Kopfhörern oder einen Gehörschutz zwar etwas reduziert, aber dennoch von manchen als unangenehm wahrgenommen werden.

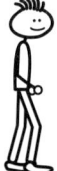

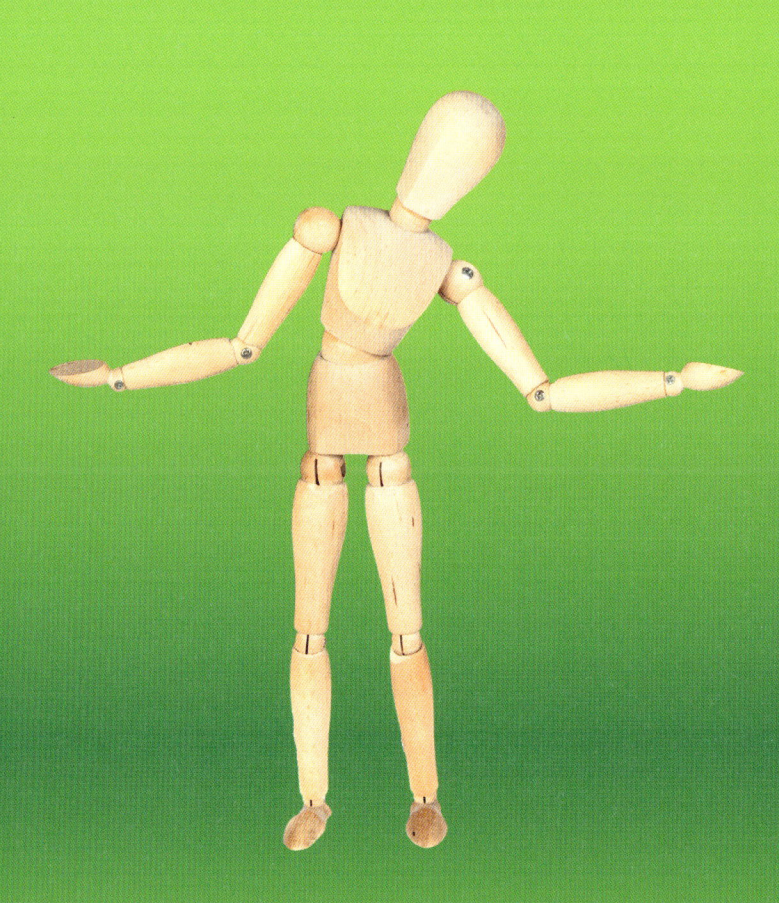

Behandlung von Schulter-erkrankungen und -verletzungen

Lassen Sie nichts unversucht!

Schultererkrankungen und -verletzungen bedürfen, abhängig vom Krankheitsstadium, dem Alter des Patienten, dessen Muskel- und Sehnengewebe sowie seiner Konstitution, unterschiedlicher Behandlungsmethoden. In der Regel versucht man anfänglich mit konservativen Behandlungen die Schmerzen und Bewegungseinschränkungen im Schultergürtel zu reduzieren, bevor man operiert. Lassen Sie daher nichts unversucht!

Doch nicht immer gilt: „Die Zeit heilt alle Wunden!" Bedenken Sie, dass bei manchen Schultererkrankungen ein rascher operativer Eingriff notwendig ist, um weitere unerfreuliche Folgeschäden des Gelenks zu vermeiden. Die Einnahme entzündungshemmender Medikamente, Akupunktur, homöopathische Mittel sowie Physiotherapie oder Bewegungstraining können zwar in einigen Fällen (vorübergehend) den gewünschten Behandlungserfolg bringen, sind jedoch nicht immer langfristig wirkungsvoll. Nehmen Sie daher rechtzeitig fachärztliche Beratung in Anspruch – Ihrer Schulter zuliebe!

Konservative Behandlungen

Konservative Behandlungsmethoden bringen in vielen Fällen Schmerzlinderung, sind aber nicht immer langfristig wirkungsvoll bzw. zu empfehlen.

Zögern Sie bei quälenden Schulterschmerzen die Behandlung nicht unnötig hinaus, denn in den meisten Fällen kann mit konservativen Behandlungsmethoden mehr oder weniger rasch – zumindest vorübergehend – Abhilfe geschaffen werden. Da die Patienten auf die einzelnen Behandlungen unterschiedlich reagieren, kann in seltenen Fällen bereits im Vorhinein gesagt werden, mit welchen Reaktionen zu rechnen sein wird. Jeder Mensch, jeder Körper reagiert anders. Doch jede Therapie, die einem Patienten helfen kann, ist die richtige, denn: „Wer heilt, hat recht!"

Zu den wichtigsten Eckpfeilern der konservativen Behandlung zählen die Physiotherapie sowie die vorübergehende Einnahme von Schmerzmitteln bzw. entzündungshemmenden Medikamenten. Doch auch mit nebenwirkungsarmen alternativmedizinischen Behandlungsmethoden, wie der Homöopathie und der Akupunktur, werden immer wieder positive Erfahrungen gemacht. Probieren Sie es selbst, aber warten Sie nicht zu lange darauf, dass der Schmerz vergeht! Denn durch die frühzeitige Ausschaltung des Symptoms „Schmerz" soll vermieden werden, dass ein chronischer Zustand mit Störungen der Schmerzverarbeitung eintritt.

Medikamentöse Behandlungen –
Bitte mit Vorsicht!

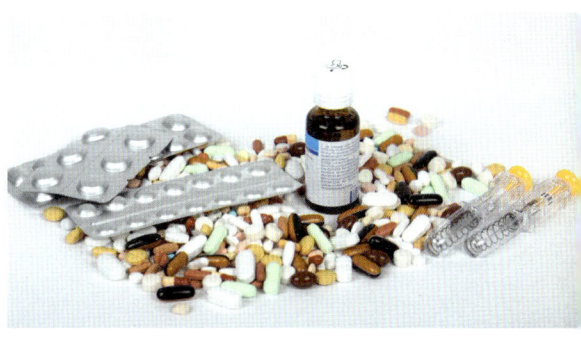

Die Behandlung akuter sowie chronischer Schulterschmerzen mit Medikamenten steht im Zentrum der Schmerztherapie. Am häufigsten werden nichtsteroidale Antirheumatika (NSAR) als Sofortmaßnahme zur Beeinflussung erheblicher Schmerzzustände mit entzündlichen Komponenten (Belastungsschmerz, Morgensteifigkeit) eingesetzt. Diese sind vielen unter den Namen Voltaren®, Seractil®, Parkemed, Ibuprofen oder Diclobene bekannt. Bei längerer Einnahme sollte ebenfalls ein „Magenschutzpräparat" verwendet werden. Chronisch entzündliche Gelenkirritationen aufgrund von altersbedingten Abnützungserscheinungen werden ebenfalls mit NSAR behandelt. Verzichten Sie während der Einnahme von Schmerzmitteln auf alkoholische Getränke bzw. schränken Sie sich hierbei ein. Trinken Sie ausreichend Wasser oder ungesüßte Tees und ernähren Sie sich magenfreundlich! Scharfe sowie scharf angebratene Speisen, übermäßiger Kaffeekonsum und schwer Verdauliches sollten während der Medikamenteneinnahme vermieden werden.

Schmerzmittel wie Paracetamol dienen der reinen zentralen symptomatischen Schmerzbekämpfung, die jedoch aufgrund ihrer Nebenwirkungen auf den Magen-Darm-Trakt nicht dauerhaft eingenommen werden dürfen. Schmerztabletten bringen zwar in vie-

Entzündungshemmende Medikamente stoppen oft den Schmerz. Gehen Sie aber achtsam damit um!

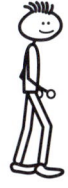

99

Kortison ist nicht immer das Allheilmittel! Es kann zwar manche Schulterbeschwerden lindern, darf aber nicht als Dauertherapie gesehen werden.

len Fällen zumindest für einige Zeit eine Erleichterung sowie eine subjektive Verbesserung, sollten aber ohne Rücksprache mit dem Arzt nicht länger als drei Tage eingenommen werden. Zudem ist zu berücksichtigen, dass eine Wechselwirkung mit anderen Medikamenten den Behandlungseffekt abschwächen oder verstärken kann. Insbesondere bei älteren Menschen, die auf die tägliche Einnahme von mehreren unterschiedlichen Arzneimitteln angewiesen sind (z. B. Blutdruckmittel, Cholesterinsenker etc.), sollte im Rahmen eines Arzt-Patienten-Gesprächs eine sorgfältige Abwägung von Chancen und Risiken des Medikamentencocktails erfolgen.

Leiden Sie an einer Schultersteife? Dann werden Ihnen Antirheumatika wenig Erleichterung bringen, sehr wohl aber **Kortison** (im Fachjargon Kortikosteroide). Man nimmt dann entweder über einen kurzen Zeitraum Kortison in Tablettenform ein (z. B. Prednisolon, Fortecortin®) oder lässt sich Kortison-Injektionen direkt in die Schulter verabreichen. Die Behandlung mit Kortison kann zwar die unerträglichen Beschwerden in der Schulter vorübergehend lindern, den Heilungsprozess aber nicht unbedingt beschleunigen. Auch ohne Behandlung lässt eine Schultersteife mit der Zeit von selbst wieder nach.

Bei Schulterengpass-Syndromen, bei Arthrose des Schultereckgelenks und bei der Kalkschulter können Kortison-Injektionen ebenfalls Erleichterung bringen. Nur bei etwa jedem zehnten Patienten müssen die störenden Kalkdepots operativ entfernt werden.

Schmerzstillende, entzündungshemmende Medikamente sind bei folgenden medizinischen Anzeichen geeignet:

↘ entzündliche Schmerzzustände aufgrund von Verschleißerscheinungen

↘ Irritationen im Bereich des Schultergelenks

↘ Schmerzzustände nach der Operation

↘ Gelenkmantelschmerzen

Akupunktur –
Schmerzlinderung mit Nadeln

Die Akupunkturbehandlung setzt sich vermehrt durch und wird mit Erfolg auch bei Schultererkrankungen und -verletzungen eingesetzt. Sie gilt als die bekannteste Methode der Traditionellen Chinesischen Medizin (TCM) und wird von der Weltgesundheitsorganisation (WHO) bei etwa 50 verschiedenen Krankheitszuständen empfohlen. Dabei werden mit sehr feinen Akupunktur-Nadeln für die Schulter relevante Punkte auf den Meridianen (Energiebahnen) aktiviert, die zu einem Ungleichgewicht der Lebensenergie geführt haben. Zu Beginn der Behandlung ist eine genaue Schmerzortung mit bevorzugten Bewegungseinschränkungen nicht immer möglich. Die Temperatur der Haut, der Spannungszustand des Gewebes und der Muskulatur geben dem Akupunkteur weitere wichtige Aufschlüsse für die Behandlung mit Nadeln. Durch das oberflächliche Punktieren (die Akupunkturnadel wird lediglich 2 mm tief in das Hautgewebe gesetzt) sorgfältig ausgesuchter Punkte am Körper können sich Schmerzen relativ rasch verringern und die Beweglichkeit sofort deutlich verbessern. Einer der wichtigste analgetischen Punkte ist der Meridianpunkt „Dickdarm 4", der sich zwischen Daumen und Zeigefinger befindet (siehe Abbildung). Durch Stimulation (z. B. Akupressur) dieses Punktes lassen sich Schmerzen im ganzen Körper lindern.

Ein zweiter Punkt, der gerne bei Schulterschmerzen aktiviert wird, befindet sich in der Mitte des Unterschenkels seitlich an der vorderen Schienbeinkante. Wird dieser Punkt stimuliert und gleichzeitig die betroffene Schulter aktiv bewegt, kann eine spontane Schmerzlinderung im Schultergelenk innerhalb weniger Sekunden eintreten. Es kann auch die Bildung von Gewebe durch neues Kollagen, dem

Bewegungstipp

Blitzübung für die Schultern: Wenn Sie vor dem Schreibtisch sitzen, dann beugen Sie die Arme im 90-Grad-Winkel seitlich vom Rumpf weg und drücken Sie sich von der Tischkante ab. Schultern nach unten ziehen und Nacken lang machen. Die Beine sind dabei aufgestellt und die Bauchmuskulatur ist angespannt. Behalten Sie diese Anspannung für ca. 5 Sekunden und vergessen Sie nicht, dabei regelmäßig zu atmen.

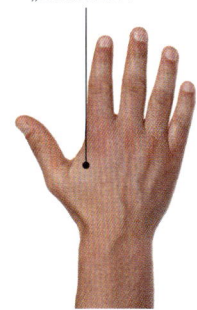

Akupressurpunkt „Dickdarm 4"

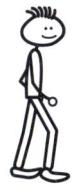

Bewegungstipp

Blitzübung für die Schultern: Achten Sie bei alltäglichen Tätigkeiten, wie beim Autofahren, Haare bürsten, Brotschneiden etc. darauf, dass sich Ihre Schultern hinten unten befinden und nicht hochgestellt sind. So entlasten Sie Ihre Schultern und verhindern Verspannungen!

Grundbaustein des Gelenksystems, mittels Akupunktur erzeugt werden. Bänder und Gelenkkapsel werden dadurch wieder stabiler und die Produktion von neuen Knorpelzellen wird angeregt.

Erfolgreich behandelbar mittels Nadeltherapie sind instabilitätsbedingte Beschwerden, Impingement-Syndrome, Schleimbeutelentzündungen, Beschwerden nach Unfällen, aber auch diagnostisch nicht klar zuordenbare Schmerzsyndrome der Schulter. Der Vorteil dieser Behandlung liegt in ihrer schonenden, nebenwirkungsarmen Methode.

Homöopathie –
Sanfte Heilung mit kleinen Kügelchen

Homöopathie – sanft, natürlich und nebenwirkungsarm

„Similia similibus curentur" – Ähnliches möge mit Ähnlichem geheilt werden! Nach diesem Prinzip arbeitet die Homöopathie, gegründet 1796 von Samuel Hahnemann. Sie ist eine sanfte Heilmethode, die sich aufgrund fehlender Nebenwirkungen als eine beliebte Methode zur Behandlung verschiedener Beschwerden durchgesetzt hat. In der Homöopathie wird der ganze Mensch betrachtet, denn jeder Mensch ist anders, hat unterschiedliche Empfindungen, Ängste und Sorgen und geht unterschiedlich mit seiner Krankheit um. So spielt sich beispielsweise eine Versteifung der Schulter nicht ausschließlich am Gelenk selbst ab, sondern es handelt sich immer um eine Erkrankung des ganzen Körpers eines Menschen. Durch eine ausführliche Befra-

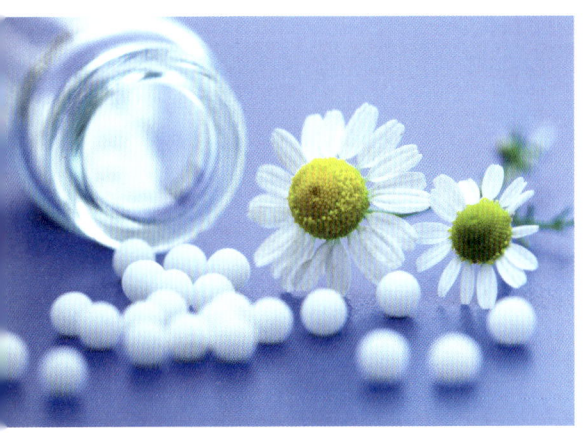

gung des Patienten über seine Lebenssituation, seine sonstigen Beschwerden, seine eigenen Krankheiten und die der Familie erhält der Homöopath ein Bild, das ihm bei der Wahl des geeigneten homöopathischen Arzneimittels hilft. Die homöopathischen Arzneien werden als Globuli (kleine weiße Kügelchen aus Milchzucker) oder in Tropfenform verabreicht und ent-

halten pflanzliche, tierische oder mineralische Substanzen in stark verdünnter und geschüttelter Form. In der sogenannten Arzneimittelprüfung verursachen diese Substanzen die Symptome, gegen die sie dann in der Behandlung eingesetzt werden: Ähnliches möge mit Ähnlichem geheilt werden!

Besonders gute Erfolge können mittels homöopathischer Mittel bei der Behandlung akuter Beschwerden beispielsweise nach einem Unfall erzielt werden. Die Heilungsphase verkürzt sich zumeist beachtlich. Bestehen die Schulterschmerzen schon längere Zeit (chronische Schmerzen), kann diese Behandlungsmethode die Schmerzen verringern, Muskeln, Sehnen und Bänder stärken, die Ernährung des Knorpels fördern und die Einnahme von starken Schmerzmitteln deutlich reduzieren. Homöopathie ist dabei immer als Ergänzung zu konventionellen Behandlungsmethoden zu sehen, nicht als Ersatz.

Arnika ist in der Regel unterstützend das geeignete Mittel bei Verrenkungen, Brüchen unterschiedlicher Art und bei Weichteilverletzungen mit ausgeprägten Blutergüssen. Sind Sehnen oder Bänder verletzt, wird gerne *Rhus toxicodendron* und *Ruta graveolens* empfohlen.

Der Großteil der Schultererkrankungen bzw. -verletzungen gehört in die Hände eines erfahrenen Homöopathen und sollte nicht im Selbstversuch homöopathisch behandelt werden. Nehmen Sie aber zur Kenntnis, dass eine homöopathische Behandlung weder eine orthopädische Intervention noch einen notwendigen chirurgischen Eingriff ersetzen kann.

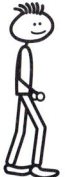

Bei der Einnahme homöopathischer Mittel ist Folgendes zu beachten:

⤹ Nehmen Sie das homöopathische Mittel so oft wie nötig und so selten wie möglich ein!

⤹ Nehmen Sie homöopathische Arzneimittel nicht über einen längeren Zeitraum ein! Wenn Sie nach mehrfacher Einnahme keine Schmerzlinderung spüren, ist das eingenommene Mittel nicht das richtige. Es muss abgesetzt werden, wenn sich neue Symptome entwickelt haben.

⤹ Je akuter das Problem, umso öfter darf das homöopathische Mittel eingenommen werden (beispielsweise zu Beginn vorübergehend alle 30–60 Minuten).

⤹ Bei mäßigen Beschwerden wird die Einnahme beispielsweise einer C12-Potenz 2–3-mal täglich empfohlen, bei entsprechender Besserung sofort seltener.

⤹ Je höher die Potenz des homöopathischen Mittels (C-, LM- oder Q-Potenzen), desto rascher setzt die Wirkung ein und umso weniger oft muss es eingenommen werden!

⤹ Im akuten Fall bei raschem Handlungsbedarf ist die Potenzfrage, z. B. C30 oder D12, zweitrangig – wichtig ist die richtige Arznei! In der Regel werden 5 Globuli empfohlen. Bei Beschwerdefreiheit wird das Mittel nicht weitergenommen!

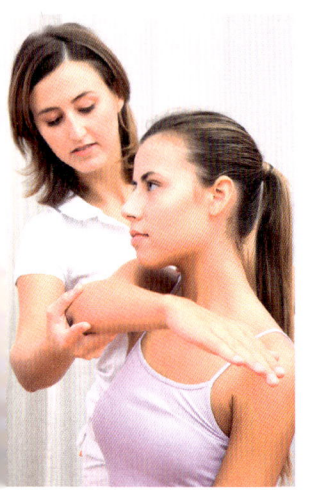

Physiotherapeutische Maßnahmen –
Krankengymnastik und mehr

Physiotherapeutische Maßnahmen gelten als unverzichtbarer Bestandteil konservativer Behandlungsmethoden, die eine Linderung subjektiver Beschwerden und einen Rückgang entzündlicher Prozesse bewirken können. Ziel und Aufgabe des Physiotherapeuten ist es, gemeinsam mit dem Patienten den für ihn geeigneten Behandlungsweg zu gehen, um so das optimale Behandlungsergebnis zu erreichen. Mittels physiotherapeutischer Maßnahmen wird eine verbesserte Belastbarkeit des Schultergelenks erreicht und dadurch das sportliche Aufbautraining erleichtert.

Thermotherapien sind:

- Vollbäder
- Dampfduschen
- Infrarotstrahler
- Laserstrahler
- Heizkissen/Wärmflasche
- lokale Wickel (z. B. Heublumensack)
- heißer Sand
- hochfrequente Kurzwellenströme

Mit der **Thermotherapie** wird die Durchblutung im Schultergelenk gefördert und der Stoffwechsel angeregt. Dadurch erhöht sich auch die Dehnbarkeit des Bandapparates im Schultergelenk.

Mittels **Kältetherapie** (Eiskompressen, Eismassagen, Blitzgüsse, Kältesprays) kommt es zur Schmerzlinderung, Herabsetzung der Durchblutung mit Schwellungshemmung, Verbesserung der Gelenkfunktionen und der Leistungsfähigkeit, außerdem zur Auflösung spastischer Muster.

Ein muskelentspannender Effekt kann auch mittels warmer oder kalter Bäder **(Hydrotherapie)** erreicht werden, die mit externen Zusatzstoffen wie Salzen, Ölen oder Pflanzenextrakten angereichert sind. Wasserauftrieb und Wasserwiderstand geben dem Schulterpatienten das Gefühl von Leichtigkeit und Erleichterung.

Therapeutisch genutzt werden kann ebenfalls die **Elektrotherapie**, wie niederfrequente Ströme (bis zu 1000 Hertz), mittelfrequente Ströme (1000–300.000 Hertz) oder hochfrequente Ströme (über 300.000 Hertz), galvanische Stromanwendungen oder Iontophorese (Ionentransport zwischen großflächigen Plattenelektroden). Sie kann als Begleitbehandlung gesehen werden, die direkt auf die

Wärme-, Kälte-, Elektrotherapie und dergleichen – Lassen Sie nichts unversucht!

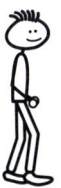

schmerzempfindlichen Strukturen einwirkt. Während niederfrequente Reize eine direkte Reizwirkung in Nerven und Muskeln auslösen, setzen hochfrequente Reize einen „thermischen Heilreiz", durch den die Durchblutung und der Stoffwechsel angekurbelt werden. Grundsätzlich gilt: je akuter der Schmerz, desto kürzer die Behandlung. Folglich kann bei chronischem Verlauf länger behandelt werden.

Ultraschalltherapien helfen, Schmerzen zu lindern, das Muskelgewebe zu entspannen und Gewebeverklebungen zu lösen. Dies wird erreicht, indem rund um die verletzte oder schmerzende Stelle durch mechanische Schwingungen Wärme erzeugt wird.

Stoßwellentherapie:
effektiv, schonend,
aber nicht immer
ganz schmerzfrei!

Die **Stoßwellentherapie** wird bereits seit einigen Jahren bei der Behandlung orthopädischer Beschwerden und chronischer Entzündungen erfolgreich eingesetzt. Die Wirkung der Stoßwellen beruht auf der Aussendung von energiereichen Schallwellen, die körpereigene, schmerzstillende Substanzen aktivieren. Damit können nicht nur Gewebeschäden repariert, sondern es kann auch geschädigtes Gewebe zur Neubildung angeregt werden. Mittels niedrigenergetischer Stoßwellen mit weniger Eindringtiefe und Intensität lassen sich Schulterbeschwerden unterschiedlicher Art behandeln. Bei Kalkablagerungen in der Schulter werden diese mittels Schallwellen zertrümmert und können dann vom Körper abgebaut werden. Die Behandlung ist effektiv und schonend.

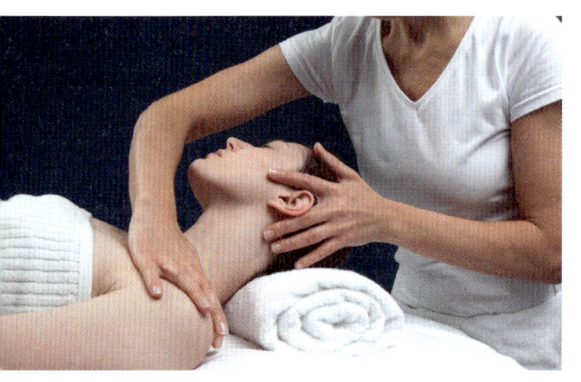

Massagen, wie Muskelmassage, manuelle Lymphdrainage oder Reflexzonenmassage, werden aufgrund ihrer entspannenden Wirkung gerne bei Schulterproblemen und nach Schulteroperationen verschrieben. Schmerzhafte Verspannungen sowie Verhärtungen oder Verkürzungen der Schulter- oder Nackenmuskulatur lassen sich durch gezielte Manualtherapien lösen. Länger bestehende, schmerzhafte Bewegungseinschränkungen bedürfen mehrerer

Massageeinheiten, da möglicherweise bereits Strukturveränderungen am Gelenk oder an der Muskulatur vorliegen. In solchen Fällen ist es wichtig, zunächst die Funktionsstörungen im Gelenk zu beseitigen, um einen nachhaltigen Behandlungseffekt erreichen zu können. Wird ein blockiertes Gelenk durch eine gezielte Mobilisation gelöst, kann es zur unmittelbaren Entspannung der Muskulatur kommen.

Massagen bewirken:

- Schmerzlinderung
- Steigerung der Durchblutung
- Entstauung des Venen- und Lymphbereichs
- Lösung von Gewebeverklebungen
- Regulierung der Muskelspannung
- psychische Entspannung

Bewegungstherapeutische Maßnahmen –
Bewegen, aber bitte richtig!

Schreiben, Zeichnen, Klavier spielen, Ball werfen, die Hand geben, sich abstützen oder etwas konstruieren – das alles ist nur mit einem beweglichen Schultergelenk möglich. Die sogenannte Leichtbauweise des Schultergelenks ist Fluch und Segen zugleich. Aufgrund seiner hohen Spezialisierung und Bewegungsvielfalt schleichen sich leicht etwaige Fehlbelastungen ein, die Verspannungen und Schmerzen hervorrufen können. Hinzu kommt die heutige Gesellschaftskrankheit, der Bewegungsmangel, der in

Bewegungstipp

Blitzübung für die Schultern: Stellen Sie sich vor eine Wand und drücken Sie sich mit beiden Armen (in Schulterhöhe) und heruntergezogenen Schultern von ihr weg. Übung mehrmals wiederholen.

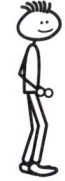

Achten Sie – wenn immer möglich – auf eine aufrechte Körperhaltung und eine korrekte Position der Schultern. Sie werden erkennen, dass die Schultern zumeist nach vorne gezogen sind.

Zusammenhang mit der Schulter ein nicht unerhebliches Problem darstellt. Zu langes Sitzen sowie geringe Armbewegungen über dem Kopf lassen die ursprüngliche Bewegungsvielfalt verarmen.

Im Alltag kommunizieren wir nur nach vorne – wir gehen nach vorne, wir neigen uns nach vorne, wir greifen nach vorne. Die Schultern sind daher zumeist nach vorne gezogen, weshalb einzelne Muskeln und Bänder in diesem Gelenk verkürzt sind. Schulterprobleme resultieren in vielen Fällen aus Fehlhaltungen, die durch gezieltes, vorbeugendes Haltungstraining vermeidbar wären. Die Haltung eines Menschen ist individuell unterschiedlich und wird durch die Vererbung, aber auch durch Umwelteinflüsse geprägt. Schmerzhafte Schulter- oder Armbewegungen werden durch Ausweichbewegungen im Schultergelenk ausgeglichen. Da das Ziel die aufrechte Haltung ist, sollten diese von Anfang an konsequent korrigiert werden. Richten Sie sich daher auf, kippen Sie das Becken leicht nach vorne und heben Sie Ihren Brustkorb. Aber machen Sie bitte kein Hohlkreuz! Es hat sich bewährt, die Übungen vor dem Spiegel zu machen, um sich selbst korrigieren zu können.

Wir zeigen Ihnen hier Übungen, die Sie für Ihre Schultern machen können – zur Vorbeugung, aber auch zur Behandlung. Spezielle Übungen für einzelne Erkrankungen finden Sie im Kapitel „Trainingsprogramm".

Bewegungs- und Haltungstipps

❶ **Blitzübung für die Schultern:**

Aktivieren Sie mehrmals am Tag bewusst Ihre Schultern, indem Sie diese aktiv nach hinten unten ziehen und dabei den Nacken lang machen – im Büro, im Auto/Bus, beim Telefonieren, Kochen, Fernsehen etc. Bleiben Sie für ca. 5 Sekunden in dieser angespannten Position, dann Schultern lockern und Anspannung wiederholen.

② Aktives Warten im Stehen:

Lassen Sie Ihre Arme entspannt hängen, die Handflächen sind zum Körper gedreht (Sie können evtl. eine Faust machen). Drehen Sie nun mit gestreckten Armen „den Daumen nach außen". Dadurch wird der Brustkorb geöffnet bzw. gedehnt und die Schulterblätter ziehen aktiv zur Wirbelsäule. Bleiben Sie etwa 3–5 Sekunden in dieser aufrechten, leicht angespannten Haltung und entspannen Sie wieder. Übung wiederholen und dabei auf die regelmäßige Atmung achten. Einatmen und dehnen, ausatmen und entspannen!

③ Tisch wegdrücken:

Aufrechte Sitzposition, Arme im Ellbogen abwinkeln und mit den Händen von vorne gegen die Tischplatte drücken. Ziehen Sie dabei die Schultern aktiv nach hinten und machen Sie einen langen Nacken! Bleiben Sie ca. 5–7 Sekunden in dieser Position und denken Sie an die regelmäßige Atmung.

④ Tisch anheben:

Aufrechte Sitzposition, mit beiden Handflächen die Tischunterkante berühren und den Tisch nach oben drücken. Wichtig ist, dass die Schultern dabei nicht hochgezogen sind, sondern aktiv zur Wirbelsäule ziehen. Halten Sie die angespannte Position ca. 5–7 Sekunden und achten Sie bei dieser Übung ebenso auf die regelmäßige Atmung und den lang gestreckten Nacken.

⑤ Aktives Schulter entspannen

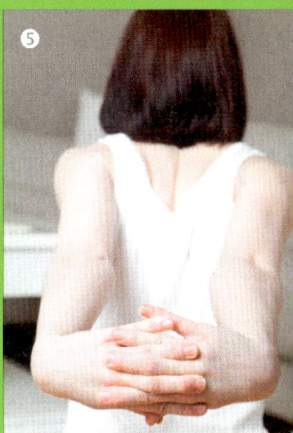

Lehnen Sie sich in Ihrem (Büro-)Sessel zurück und verschränken Sie hinter Ihrem Rücken die Hände. Arme strecken, Schulterblätter zusammenziehen, Bauchmuskulatur aktivieren und die Arme leicht nach hinten oben ziehen. Halten Sie diese Position ca. 5–7 Sekunden und vergessen Sie nicht auf Ihre regelmäßige Atmung.

⑥ Aktives Schulter entspannen – für Fortgeschrittene

Wie Übung 5., jetzt aber noch den Kopf zur Brust neigen, um die Dehnung zu erhöhen.

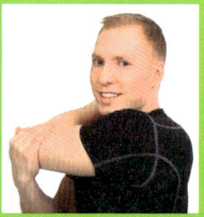

❼ Schulteraktivierung im Stehen oder Sitzen

Umfassen Sie mit der rechten Hand den Ellbogen des linken, angewinkelten Armes. Der linke Ellbogen zieht nun nach links außen und die rechte Hand zieht den linken Ellbogen zum Körper. Üben Sie für ca. 5–7 Sekunden Druck-Gegendruck aus und ziehen Sie dabei Ihre Schultern aktiv nach unten. Armwechsel.

❽ Schulteraktivierung im Stehen oder Sitzen

Halten Sie mit Ihrer rechten Hand den linken Oberarm (Oberarm von innen mit dem Zangengriff umfassen) und drücken Sie diesen vom Körper weg, während der linke Arm dagegen drückt. Üben Sie wieder kurz Druck-Gegendruck aus und ziehen Sie Ihre Schultern aktiv nach unten. Armwechsel.

❾ Schulteraktivierung im Stehen oder Sitzen

Halten Sie mit Ihrer rechten Hand den linken Unterarm und drücken Sie diesen kräftig nach unten, während der linke Arm dagegen drückt. Üben Sie wie oben wieder kurz Druck-Gegendruck aus. Armwechsel.

❿ Schulteraktivierung im Stehen oder Sitzen

Halten Sie mit Ihrer rechten Hand den linken Unterarm und ziehen Sie diesen kräftig nach oben, während der linke Unterarm dagegen drückt. Üben Sie wie oben wieder kurz Druck-Gegendruck aus. Armwechsel.

Die häufigsten Operationen

Haben Sie keine Angst vor der Operation! Ihr Arzt will nur das Beste für Sie!

Es gibt verschiedene Arten von Schulteroperationen. Die von den Patienten am meisten gefürchtete ist jedoch die Operation, bei der eine Prothese, also ein künstliches Gelenk, eingesetzt wird. Das Einsetzen eines Gelenkersatzes ist bei stark ausgeprägter Arthrose oder Unfällen, nach denen die Funktion des Schultergelenks nicht mehr gegeben ist und die Schmerzen unerträglich geworden sind, notwendig. Es wird zusammen mit Nachbehandlung und Rehabilitation im nächsten Kapitel ausführlicher beschrieben.

Erfreulicherweise gibt es auch andere minimal invasive Operationen, mit denen Patienten bei Schulterproblemen geholfen werden kann. Schon in der ersten Hälfte des 20. Jahrhunderts wurden beachtliche Erfolge in der Schulterchirurgie verzeichnet und bereits um die Jahrhundertwende wagten es Pioniere – wenn auch mit wenig Erfolg –, in das risikoreiche Gebiet des Kunstgelenkersatzes vorzudringen. Die Schulterarthroskopie schreibt seit etwa 10 Jahren eine unglaubliche Erfolgsgeschichte. Durch sie haben sich die diagnostischen sowie therapeutischen Möglichkeiten stark verbessert und operative Maßnahmen konnten optimiert werden. Doch für eine nachhaltige, erfolgreiche Behandlung bei Schulterverletzungen sind nicht nur eine gelungene Operation, sondern auch eine ausreichende Nachbehandlung und die aktive Mitarbeit des Patienten notwendig. Im Rahmen der Operation müssen die funktionellen Ansprüche des Patienten ausreichend Berücksichtigung finden. Der Wunsch nach Schmerzfreiheit, verbesserter Beweglichkeit und Schulterstabilität steht für die meisten Patienten an oberster Stelle. Und dieser kann in der Regel mithilfe der innovativen Schulterchirurgie erfüllt werden.

> Der Behandlungserfolg hängt nicht nur vom Operationsergebnis ab, sondern auch von der physiotherapeutischen Nachbehandlung und Ihrer aktiven Mitarbeit.

Arthroskopie

Die Arthroskopie des Schultergelenks ist heute ein chirurgischer Standardeingriff. Diese Gelenkspiegelung (*arthros* bedeutet Gelenk und *skopein* hineinschauen) hat sich von einem ursprünglich rein diagnostischen Hilfsmittel zu einem hoch anspruchsvollen operativen Verfahren entwickelt, das zahlreiche Eingriffe am Schultergelenk zulässt. Die Arthroskopie ermöglicht dem Operateur eine umfassende Beurteilung der Schultergelenkstrukturen, indem er zwei oder drei kleine Schnitte von etwa 0,3–0,5 cm für den Eingriff anlegt. Durch eines dieser Minilöcher wird eine Minikamera mit Beleuchtung in das Gelenk eingebracht, die dem Chirurgen hilft, Sehnen, Bänder, Knorpel und Schleimbeutel zu beurteilen.

> Arthroskopie: minimaler Eingriff mit maximaler Wirkung

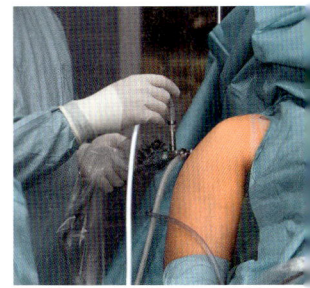

Über den zweiten Zugang kann der Operateur Spezialinstrumente einbringen, um damit etwaige Schäden am Gelenk zu reparieren.

Einsatzmöglichkeiten der Schulter-Arthroskopie

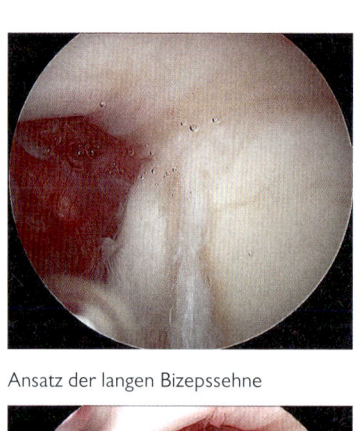

Ansatz der langen Bizepssehne

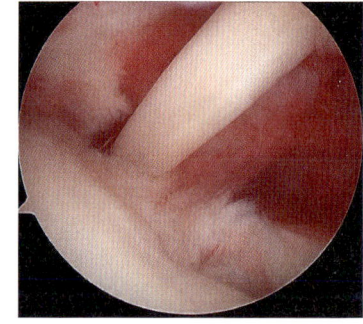

Blick auf die lange Bizepssehne

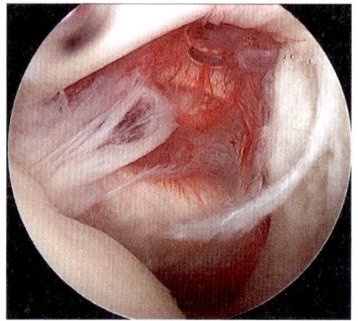

Gelenksentzündung – Synovitis

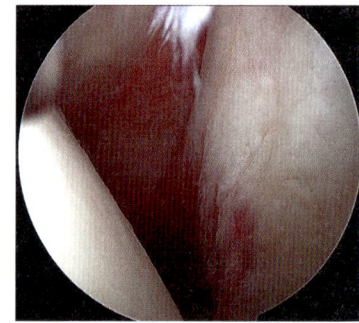

Blick auf die Gelenklippe (Labrum)

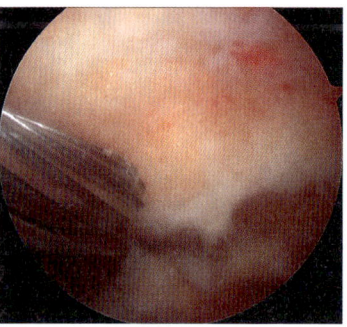

Erweiterung des Schulterdachs mit einer Fräse

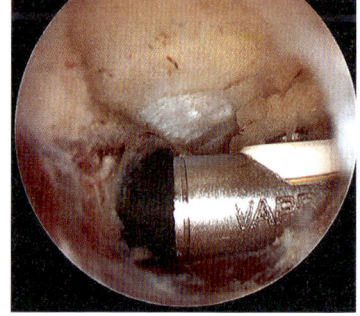

Eingriff in den Schleimbeutel (Bursa)

Diese minimal invasive Methode empfiehlt sich bei chronischen Schulterschmerzen, Instabilitäten, Verletzungen der Bizepssehne, Defekten der Rotatorenmanschette sowie Schäden an der Gelenklippe oder an der Gelenkkapsel. Weitere Anwendungsgebiete sind die Entfernung von Kalkdepots bei der Kalkschulter und die Stabilisierung nach korrigierten Schulterausrenkungen.

Die Schulterarthroskopie wird meist in Vollnarkose durchgeführt. Eine örtliche Betäubung hat sich nicht bewährt. Als erster Schritt werden die arthroskopischen Zugänge mit einem sterilen Stift angezeichnet, wobei in der Regel zwei bis drei Zugänge ausreichend sind.

Die reine Beobachtung der Gelenksituation dauert zwischen 3 und 8 Minuten (diagnostische Arthroskopie), eine therapeutische Gelenkspiegelung kann 20 bis 90 Minuten dauern. Gelegentlich ist nach diesem Eingriff der Bereich der Schulter etwas angeschwollen und weist kleine Blutergüsse auf.

> Arthroskopisch behandeln lassen sich Schulterluxationen, Verletzungen der Bizepssehne und der Rotatorenmanschette sowie der Gelenkkapsel, aber auch Kalkdepots in der Schulter, Einklemmungssyndrome, AC-Arthrosen etc.

Akromioplastik

Die Akromioplastik kommt beim Impingement-Syndrom der Schulter zur Anwendung. Bei dieser Erkrankung ist der Tunnel unter dem Schulterdach zu eng, weshalb die dort befindliche Obergrätensehne oder der Schleimbeutel gequetscht wird, was Schmerzen verursacht. Ziel der Akromioplastik ist es, diese Schmerzen zu beseitigen, indem überstehende knöcherne Substanzen von einigen Millimetern am Schulterdach arthroskopisch abgetragen werden und somit Platz für die eingeengten und schmerzenden Strukturen geschaffen wird. Eine normale Gleitbewegung der darunterliegenden Rotatorenmanschette kann dann wieder gewährleistet werden. Auch können entzündete, verdickte Schleimbeutel oder Kalkablagerungen beseitigt werden. Innerhalb weniger Wochen wächst der Schleimbeutel wieder nach.

Unmittelbar nach der Operation versucht man, durch kühlende Maßnahmen die Schwellung des Weichteilgewebes zu mindern.

> Die Akromioplastik hilft, wenn der Tunnel unter dem Schulterdach zu eng geworden ist.

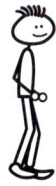

Je nach Bedarf können zusätzlich schmerzstillende und abschwellende Medikamente verabreicht werden. Der Arm muss nach der arthroskopischen Akromioplastik nicht in einer Schlinge getragen, sondern kann – abhängig von den Wundschmerzen – frei bewegt werden. Es besteht allerdings die Möglichkeit, den Arm im Rahmen der Nachbehandlung mithilfe einer Motorbewegungsschiene zu mobilisieren, was von den Patienten als angenehm empfunden wird. Die Krankenstandsdauer beträgt im Normalfall etwa eine Woche. Menschen in körperlich belastenden Berufen sollten erst wieder etwa 3–4 Wochen nach der Operation ihrer Arbeit nachgehen.

Sportliche Aktivitäten können etwa 1–2 Wochen nach dem operativen Eingriff wieder aufgenommen werden, wobei zwischen schulterbelastenden Sportarten wie Schwimmen oder Ballspielen und nicht belastenden Sportarten wie Laufen zu unterscheiden ist. Lassen Sie sich von Ihrem Arzt oder Therapeuten beraten!

Arthroskopische AC-Gelenkentfernung

Das AC-Gelenk oder Schultereckgelenk befindet sich, wie im Kapitel „Das Schultergelenk" beschrieben, zwischen Schultereck und Schlüsselbein.

Schmerzhafte Abnützungen des Schultereckgelenks werden bei Versagen konservativer Maßnahmen arthroskopisch behandelt. Bei der operativen Methode wird über 2–3 kleine Hautschnitte (ca. 5 mm) das äußere Ende des Schlüsselbeines (ca. 8–10 mm) mit einer Fräse abgetragen.

Vertrauen Sie Ihrem Arzt! Fräsen bringt Schmerzfreiheit!

Der Aufenthalt im Krankenhaus beträgt in der Regel 1–2 Tage. Nach der Operation ist die Ruhigstellung der Schulter nicht erforderlich. Ein spezielles Nachbehandlungsprogramm, unterstützt durch die Einnahme abschwellender Medikamente sowie örtlich angewendeter Eispackungen, wird etwa 3 Wochen lang durchgeführt. Nach einer Genesungszeit von etwa 1–2 Monaten ist das Schultergelenk mit hoher Wahrscheinlichkeit wieder schmerzfrei beweglich.

Wiederherstellung der Rotatorenmanschette

Durch einen Unfall, aber auch mit zunehmendem Alter können eine oder mehrere Sehnen im Schulterbereich reißen. Das geschieht oft unerwartet schnell. Diese Verletzung stellt nicht unbedingt einen altersbedingten Verschleiß dar, da es auch jüngere Patienten treffen kann. Es wird zumeist eine Operation empfohlen, bei der die Sehnen wieder an die Knochen angenäht werden, um wieder ihre volle Funktionsfähigkeit zu erhalten. Abhängig vom Ausmaß der Verletzung, dem Ort und Alter des Risses wird eine Naht oder Wiederbefestigung der Sehne am Oberarmknochen im Rahmen eines arthroskopischen Eingriffes vorgenommen. Zudem wird der Raum unter dem Schulterdach erweitert (Akromioplastik), um ein Aufreiben der Nahtstelle unter dem Schulterdach zu unterbinden. Wenn die gerissene Sehne nicht mehr am Oberarmkopf fixiert werden kann und sich der umspannende Muskel zurückgebildet hat, muss eine aufwendige muskuläre Ersatzoperation vorgenommen werden, die jungen, sportlich Aktiven wieder ihre Kraft und Beweglichkeit im Schultergelenk zurückgeben soll. Dieser Operation geht eine arthroskopische Untersuchung voraus, die bei der Beurteilung des Schadens hilft. Oft kann im Rahmen einer Gelenkspiegelung der knöcherne Engpass behoben oder die Sehne über zwei bis drei kleine Hautschnitte wieder am Knochen angenäht werden.

80–90 % der Patienten dürfen sich über eine erfolgreiche Operation mit fast vollkommener Schmerzfreiheit freuen, wenngleich sich die Kraft im Arm nur unwesentlich verbessert und geringe Bewegungseinschränkungen bleiben können. Der Krankenhausaufenthalt beträgt je nach erforderlicher Nachbehandlung 2–5 Tage.

Auch bei gerissenen Sehnen im Schulterbereich gibt es erfolgversprechende operative Behandlungsmöglichkeiten.

Schultereckgelenksprengung

Das Schultereckgelenk verbindet das äußere Ende des Schlüsselbeins mit dem Schulterdach. Dieses wird von zwei Bändern gehal-

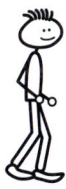

115

Diagnose Schulter-
eckgelenkssprengun-
gen: Kein Grund zur
Verzweiflung! Es gibt
dafür 100 verschie-
dene Operations-
techniken.

ten. Wenn diese Bänder infolge eines Sturzes reißen – ganz oder auch nur teilweise – tritt das Schlüsselbeinende höher. Somit ist das Schultereckgelenk gewissermaßen gesprengt. Ist nun das äußere Ende zur Gänze hochgetreten, kommt vor allem bei jüngeren Patienten mit hohem Bedarf an Armaktivitäten, sei es im Beruf oder im Sport, eine von 100 verschiedenen Operationstechniken zum Einsatz. Spezielle Operationsmethoden stabilisieren den Bereich zwischen Schultereck und Schlüsselbein (mittels Bohrdrahtung, Zuggurtung oder Hakenplatte) oder zwischen Schlüsselbein und Rabenschnabelfortsatz mittels Verschraubung oder Flaschenzugbändern. Diese Flaschenzugsysteme aus Metallteilen bleiben dauerhaft in der Schulter und werden nicht im Rahmen einer zweiten Operation entfernt.

Nach der operativen Schultereckgelenksprengung legt man für einige Tage einen Schulterverband an. Bewegungen sind bereits ab dem 2. Tag nach der Operation erlaubt, allerdings für die ersten 6–8 Wochen zumeist nur bis auf Schulterhöhe. Als begleitende Maßnahme werden entzündungshemmende Schmerzmittel verordnet, die so lange eingenommen werden können, bis wieder Schmerzfreiheit gegeben ist. Mit der Wiederaufnahme sportlicher Aktivitäten müssen Operierte mindestens 3 Monate warten. Nach nicht-operativer Behandlung von Schultereckgelenksprengungen wird je nach Sportart eine sportliche Pause von etwa 2–8 Wochen empfohlen.

Schulterverrenkung

Wenn das Schultergelenk ausgekugelt ist, sollte man rasch handeln. Denn: Die Schulter kann nicht mehr bewegt werden, sie schmerzt und ist angeschwollen. Zusätzlich kann sich ein Kribbeln und Taubheitsgefühl im Arm breitmachen. Wird der Arm in abgewinkelter Position am Körper gehalten, werden die Schmerzen weniger. Wenn sich der Arm nicht leicht einrenken lässt, muss die Einrenkung operativ unter Vollnarkose erfolgen.

Die Einrenkung
erfolgt manchmal
unter Kurznarkose.

Im Rahmen einer Gelenkspiegelung (Arthroskopie) wird vorerst der Gelenkschaden beurteilt, bevor die Stabilisierung – ebenfalls arthroskopisch – erfolgt. Nur bei ausgeprägten Schäden an der Gelenkpfanne ist eine offene Operationsmethode für die Stabilisierung des Gelenks notwendig.

Nach operativen Schulterluxationen ist ein Krankenhausaufenthalt von 3–4 Tagen erforderlich. Etwa 3 Wochen lang ist der Arm in einer Schlinge zu tragen und anschließend muss er für weitere 3 Wochen bewegungsmäßig im Rahmen eines speziellen Muskeltrainings geschont werden. Überkopf- und Kontaktsportarten sind für etwa 6 Monate nach der Operation tabu.

90–95 % der Patienten dürfen sich über eine wiederhergestellte Schulterstabilität freuen und nur in seltenen Fällen ist mit Einschränkungen zu rechnen.

Die Schulter braucht Erholung.

Schulteroperation ist nicht gleich Schulteroperation

Schulteroperationen waren noch vor wenigen Jahren risikoreiche Eingriffe und die dabei erzielten Ergebnisse zumeist sowohl für den Arzt als auch für den Patienten nur mäßig befriedigend. Heute sind die Operationen dank moderner, minimal invasiver Operationsverfahren und bestens ausgebildeter Chirurgen risikoarm und äußerst effizient.

Sie haben das Ziel, durch Verletzungen zerstörte oder durch Verschleißerscheinungen hervorgerufene Strukturen von Muskeln, Sehnen oder Bändern so weit wie möglich wiederherzustellen. Abhängig vom Alter des Patienten und vom Ausmaß dessen Erkrankung bzw. Verletzung der Schulter wird operativ an einer uneingeschränkten Funktionsfähigkeit des Gelenks gearbeitet. Der Wunsch des Patienten besteht darin, möglichst rasch nach der Operation beschwerdefrei zu sein, um alltägliche Tätigkeiten wieder problemlos ausführen zu können. Sportliche Menschen sehnen sich nicht nur nach einer normalen Funktion des Schultergelenks und

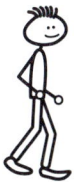

Schmerzfreiheit, sondern auch danach, ihre sportlichen Aktivitäten wieder ausüben zu können. Ob eine normale, uneingeschränkte und schmerzfreie Schulterfunktion mittels Operation erreicht werden kann, hängt von vielen verschiedenen Faktoren ab:

↘ Art und Ausmaß der Verletzung bzw. Schädigung
↘ Zustand des Gewebes
↘ Anamnese
↘ Wünsche und Ziele des Patienten
↘ Compliance des Patienten (Einhaltung der vorgegebenen Verhaltensmaßregeln)
↘ Alter des Patienten
↘ Begleiterkrankungen
↘ Möglichkeiten und Grenzen des operativen Eingriffs

Gehen Sie davon aus, dass es Ihrem Operateur ein Anliegen ist, das Beste für Ihre Schulter zu erreichen. Und seien Sie sich dessen bewusst, dass der Behandlungserfolg nicht vom Operationsergebnis alleine abhängt, sondern ebenso von Ihrer aktiven Mitarbeit im Rahmen des Rehabilitationsprozesses. Arbeiten Sie mit und denken Sie daran: Auch eine positive Einstellung zur Schultererkrankung bzw. -verletzung trägt zu einem rascheren Heilungserfolg bei.

Lassen Sie sich von Ihrem Arzt aufklären und schenken Sie ihm dann Ihr Vertrauen!

Konservativ oder operativ? –
Der Zeitpunkt ist entscheidend!

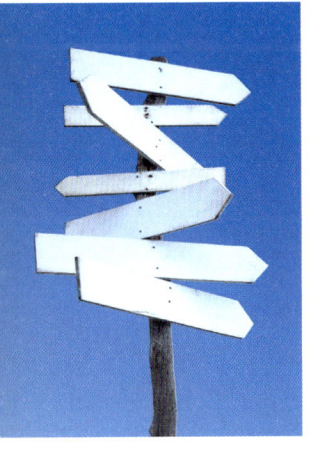

Hätten Sie gewusst, dass sich aus einer einfachen Verletzung an der Schulter im Laufe der Zeit ein komplexes, umfassendes Schulterproblem entwickeln kann? Ohne entsprechende Behandlung kann dies im schlimmsten Fall sogar mit einem künstlichen Schultergelenk enden. Nehmen Sie daher Ihre Schulterprobleme nicht auf die leichte Schulter, sondern lassen Sie sich vom Arzt Ihres Vertrauens beraten. Besprechen Sie mit ihm Ihre Schulterproblematik und verlangen Sie nach einer realistischen Einschätzung der Erfolgsaussichten aller möglichen Behandlungen. Wichtig dabei ist der rechtzeitige Einsatz bestimmter therapeutischer oder operativer Maßnahmen. Dem Großteil der Patienten ist bereits mit vorübergehender Beschwerdefreiheit geholfen, was dank vieler konservativer Behandlungsmethoden bei einigen Schulterleiden tatsächlich erreicht werden kann. Aber seien Sie realistisch und lehnen Sie einen operativen Eingriff an der Schulter nicht grundlegend ab, wenn Ihnen dieser von einem Experten empfohlen wird.

Die Entscheidung, ob Operation oder nicht, ist weniger vom ärztlichen Befund, sondern vielmehr vom Patienten selbst abhängig. Der richtige Zeitpunkt für die chirurgische Entscheidung besteht dann, wenn mit konsequenter Physiotherapie und regelmäßigem Bewegungstraining keine sichtbaren oder spürbaren Fortschritte mehr erzielt werden können. Anzeichen für einen nötigen operativen Eingriff sind massive Schmerzen, Bewegungseinschränkungen oder Fehlstellungen. Warten Sie nicht länger als 6–12 Wochen mit Ihrer Entscheidung, abhängig von der Diagnose. An der Schulter gibt es eben Verletzungen, die zwar mithilfe konservativer Behandlungsmaßnahmen positiv beeinflussbar, aber nicht nachhaltig aus der Welt zu schaffen sind. So wird beispielsweise ein Impingement-Syndrom kurzfristig gelindert, aber dennoch immer wieder auftreten. Ebenso kann eine Verletzung der Rotatorenmanschette durch eine bessere Koordination der verbleibenden Muskeln stabilisiert werden. Was aber bei bestimmten Bewegungen fehlt, ist eine gewisse muskuläre Führung. Für Menschen in handwerklichen Berufen lassen sich jedoch gefährdende Bewegungen des Gelenks nicht (immer) vermeiden. Patienten mit Rotatorenmanschettenrissen sollten wissen, dass eine spontane Heilung des Sehnenrisses nicht möglich ist. Ein operativer Eingriff lässt sich daher nicht umgehen. Dieser wäre empfehlenswert innerhalb der ersten 6 Wochen nach dem Riss. Wird er erst später vorgenommen, ist er wesentlich schwieriger und technisch aufwendiger, und die Endergebnisse sind zumeist schlechter. Eine Schmerzlinderung ist sehr wohl auch dann noch möglich, mit einer wesentlichen Funktionsverbesserung kann jedoch nicht mehr gerechnet werden. Dafür

Nicht alle Schultererkrankungen lassen sich mit konservativen Behandlungsmaßnahmen positiv beeinflussen. In manchen Fällen lässt sich ein operativer Eingriff nicht vermeiden.

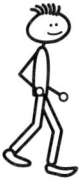

ist in der Regel die verkümmerte und infolge des Risses lange Zeit funktionslose Muskulatur verantwortlich.

Wenn Sie sich – umgangssprachlich ausgedrückt – die Schulter gebrochen haben, so dürfen Sie im Normalfall damit rechnen, dass eine Ruhigstellung für einige Zeit die gewünschte Heilung bringt. Stehen jedoch die gebrochenen Teile nicht günstig zueinander, wird eine Operation dringend angeraten. Bei einem Trümmerbruch kann der Einsatz eines künstlichen Schultergelenks nicht ausgeschlossen werden.

Ist das Schultergelenk ausgekugelt, sollte es möglichst rasch durch einen Arzt wieder eingerenkt werden. In manchen Fällen ist dies sogar unter Narkose notwendig. Im Anschluss wird die Schulter für einige Zeit in einem speziellen Verband ruhiggestellt. Kommt es erneut zu einer Schulterverrenkung, was bei jüngeren Sportlern häufig passiert, ist eine Operation durchaus sinnvoll, da die Schulter sonst immer instabiler wird.

Lehnen Sie Schulteroperationen nicht grundsätzlich ab, sondern freuen Sie sich auf eine bessere Lebensqualität danach.

Auch wenn es sich bei der Schulterarthroskopie um einen chirurgischen Eingriff handelt, sollte diese nicht gleich von operationsfeindlich eingestellten Patienten abgelehnt werden. Hier geht es darum, Schäden am Schultergelenk zu reparieren, ohne es „aufzuschneiden". Die Schulterarthroskopie hat sich vor etwa 10 Jahren in der Schulterchirurgie durchgesetzt und ist als effektive, schonende Diagnose- und Operationsmethode aus der modernen Schulterchirurgie nicht mehr wegzudenken.

… auch die Psyche spielt hier mit!

Abgesehen von der physischen Komponente spielt bei der Entscheidung für oder gegen einen operativen Eingriff auch die Psyche eine nicht unwesentliche Rolle. Es ist durchaus verständlich, dass viele Menschen einfach Angst vor der Operation bzw. Angst vor der Narkose haben. Immerhin legen wir unseren Körper in fremde Hände, auch wenn es sich dabei um die von Experten handelt. Unweigerlich tauchen in diesem Zusammenhang Fragen auf, wie: *Wird alles gut gehen? Werde ich von der Narkose aufwachen? Wie wird es mir nach der Operation gehen? Werde ich nachher schlimme Schmerzen haben?* – Quälen Sie sich nicht damit, sondern besprechen Sie diese Fragen mit Ihrem Operateur oder Anästhesisten. Sie sind bestimmt nicht der erste und einzige Patient, den diese Ängste und Sorgen belasten. Schulterprothesen-Operationen sind zwar mittlerweile orthopädische Routineeingriffe geworden, doch kann es sein, dass in Einzelfällen das gewünschte Ergebnis nicht erreicht wird. In der Regel verläuft die Mehrzahl der Schulteroperationen zur vollsten Zufriedenheit der Patienten und Chirurgen. Die Entscheidung, ob Ja oder Nein, trifft jedoch in letzter Konsequenz immer der Patient selbst.

Der Zeitpunkt für die Schulterprothesenoperation ist zumeist dann erreicht, wenn eines der folgenden Kriterien zutrifft:

- Die Schulter ist steif und unbeweglich (starke Bewegungseinschränkungen).
- Überlastungsbeschwerden im Schultergürtel und Halsbereich, die in den Arm und/oder in die Hand ausstrahlen.
- Die Schulterschmerzen sind so unerträglich, dass täglich Schmerzmittel eingenommen werden müssen und diese teilweise nicht mehr wirken.
- Starke Schulterschmerzen in der Nacht stören den Schlaf.
- starke Ruhe- und Belastungsschmerzen

Vorbereitung auf die Operation –
Lassen Sie sich über die Operation aufklären!

Lassen Sie sich vom Arzt Ihres Vertrauens operieren, einem Facharzt für Orthopädie oder Unfallchirurgie. Dabei stellt sich auch die Frage: Woran erkennt man einen erfahrenen, seriösen Arzt? – Er zeigt die konservativen und operativen Behandlungsmöglichkeiten auf und gibt Ihnen eine für Sie passende, individuelle Empfehlung zu einer oder mehreren Operationstechniken, die er selbst auch beherrscht. Informieren Sie sich zudem über das

Woran erkenne ich einen guten Orthopäden bzw. Unfallchirurgen?

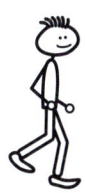

121

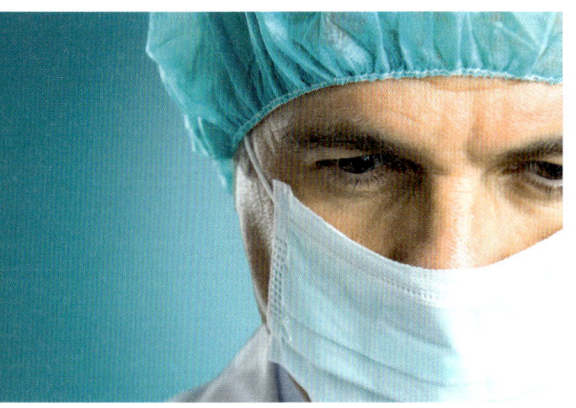

Alter Ihres orthopädischen Chirurgen und fragen Sie ihn nach der Anzahl der bereits durchgeführten Schulteroperationen. Studienergebnisse zeigen, dass Chirurgen zwischen dem 40. und 50. Lebensjahr am sichersten arbeiten, weil sie nicht nur genügend Erfahrungen als Operateure gesammelt haben, sondern auch routinierter sind als ihre jüngeren Kollegen. Der von Ihnen Auserwählte sollte Sie auch dabei unterstützen, Ihre Ängste und Sorgen im Rahmen der Operation abzubauen. Die emotionale Komponente spielt bei der Arzt-Patienten-Beziehung vor allem dann, wenn ein chirurgischer Eingriff geplant ist, eine entscheidende Rolle. Ein ausführliches Aufklärungsgespräch vor einer Schulteroperation, in dem mögliche Komplikationen und der Genesungs-, Behandlungs- und Schmerzverlauf aufgezeigt werden, gibt dem Großteil der Patienten Sicherheit und löst mögliche innere Spannungen. Außerdem ist es Aufgabe des Arztes, Sie darüber zu informieren, dass Sie etwa nach einem Eingriff an der Rotatorenmanschette längere Zeit keinen Sport betreiben können.

Lassen Sie sich nicht verunsichern durch Freunde oder Bekannte, deren Schulteroperation vielleicht nicht ganz optimal verlaufen ist.

Selbst wenn Ihr Arbeitskollege oder Bekannter seit seiner eigenen Schulteroperation vor einem Jahr noch immer nicht beschwerdefrei ist, muss das nicht heißen, dass der gewünschte Behandlungserfolg nach Ihrer Schulteroperation ebenso auf sich warten lässt. Fehlinformationen dieser Art schüren nur übertriebene Ängste, und diese haben hier keine Berechtigung. Schulteroperation ist eben nicht Schulteroperation! Es gibt unterschiedliche chirurgische Eingriffe an der Schulter mit voneinander abweichenden Verläufen nach der Operation, und abhängig vom vorausgegangenen Befund wird die entsprechende Operation durchgeführt.

Beachten Sie, dass zu einer erfolgreich verlaufenden Operation auch die Einhaltung und Befolgung bestimmter Verhaltensregeln und Behandlungsanweisungen vonseiten des Patienten gehören.

Vorbereitung auf die Operation:

1. Bereiten Sie sich körperlich und mental auf die Operation vor, und gehen Sie mit einer positiven Grundeinstellung ins Spital!

2. Schon vor der Operation sollten Sie bereits mit speziellen Übungen und Krankengymnastik beginnen, um so gezielt den Muskelaufbau zu fördern und eine für das neue Gelenk stabile Umgebung zu schaffen.

3. Sagen Sie „Ja" zur Operation und „Ja" zur Schulterprothese!

4. Nehmen Sie für das Gespräch für die OP-Freigabe alle Vorbefunde sowie eine Liste mit allen Medikamenten, die Sie regelmäßig einnehmen, mit.

5. Vergessen Sie nicht Ihre Versicherungskarte(n).

Planen Sie ein, dass Sie nach einer Schulteroperation eventuell für ein paar Wochen auf Hilfe von außen angewiesen sind. Ihr Körper, insbesondere Ihre Schulter, braucht nach einem operativen Eingriff eine gewisse Ruhezeit. Geben Sie ihm diese und beginnen Sie erst dann mit dem Bewegungstraining, wenn Sie von Ihrem Therapeuten und Ihrer Schulter das Okay bekommen haben.

Bereiten Sie sich auf die Operation vor und seien Sie entspannt! Sie sind bestimmt in besten Händen!

Die Aufnahme ins Krankenhaus erfolgt in der Regel am Tag der Operation. Die für die Operation notwendigen Untersuchungen, nämlich die Blutuntersuchung, das Lungenröntgen und das EKG (Elektrokardiogramm) sollten etwa 14 Tage vor der Operation vorgenommen werden. Am Tag des geplanten chirurgischen Eingriffes werden Sie vom Narkosearzt (Anästhesisten) bezüglich früherer Operationen, etwaiger Vorerkrankungen, Begleiterkrankungen und Allergien (z. B. Medikamente, Latex- oder Pflasterallergie) befragt (interne Operationsfreigabe). Alle für den Eingriff relevanten Daten werden auf dem Operationsbogen, der vom Patienten zu unterschreiben ist, notiert. Dies ist notwendig, um einen komplikationslosen, risikoarmen Ablauf der Narkose bzw. des chirurgischen Eingriffes zu ermöglichen. Lassen Sie sich vom Anästhesisten über

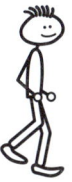

die möglichen Narkosearten informieren, und entscheiden Sie sich für diejenige, die für Sie und Ihre Operationsmethode am geeignetsten erscheint.

Vorbereitungs-maßnahmen

Als vorbereitende Vorsichtsmaßnahme setzen Sie rechtzeitig vor der Operation Blut verdünnende Medikamente, spezielle Blutzuckermedikamente und Aspirin® ab oder ersetzen Sie diese durch andere geeignete Mittel. Ihr Hausarzt oder Internist berät Sie gerne darüber. In der Regel werden diese Medikamente etwa 7–14 Tage vor dem Eingriff abgesetzt oder ersetzt.

Seien Sie nüchtern vor der Operation!

Bitte halten Sie in Ihrem eigenen Sinne die absolute Nahrungskarenz mindestens 6 Stunden vor der Operation ein! Verzichten Sie auf Speisen, Getränke, Kaugummis und auf Zigaretten! Das Pflegeteam im Spital wird Sie rechtzeitig darauf aufmerksam machen. Etwa 6 Stunden nach der Schulteroperation dürfen Sie bereits ein leichtes Essen zu sich nehmen, wenn Ihnen schon danach sein sollte.

Lassen Sie sich davor ein Beruhigungsmittel geben!

Für manche Patienten sind die letzten Stunden vor der Operation emotional sehr belastend und mit Angst besetzt. Teilen Sie dies dem Pflegeteam mit und lassen Sie sich noch in Ihrem Krankenzimmer ein Beruhigungsmittel geben. Etwa 30 Minuten vor der geplanten Operation werden Sie vom Patiententransportdienst abgeholt und in Ihrem Bett in den Operationstrakt geführt, wo in der Regel noch ein Gespräch mit dem Operateur möglich ist. Dort werden Sie von Operationsgehilfen über eine Umbettanlage auf den Operationstisch transferiert. Anschließend werden Sie gebeten, unter Sichtschutz Ihr OP-Hemd auszuziehen bzw. man ist Ihnen dabei behilflich. Da es im OP-Bereich notwendigerweise eher kühl ist, deckt man Sie mit einer Wärmedecke zu. Zudem setzt man Ihnen aus hygienischen Gründen eine dünne OP-Haube aus Papier auf. Im Anschluss kommt der Anästhesist zu Ihnen und verabreicht Ihnen die gewünschte Narkose. Nach einer gründlichen Desinfizierung des Operationsgebietes und der Abdeckung des Körpers bis auf das Operationsgebiet (eventuell wird ein Katheter gesetzt) beginnt der Chirurg mit der Operation. Haben Sie Vertrauen, Sie sind bestimmt in besten Händen!

Die Schulterendoprothesen-Operation –
Vertrauen Sie Ihrem Arzt!

Unsere Schulter ist nicht für die Ewigkeit konzipiert. Und so entstehen mit zunehmendem Lebensalter und aufgrund erhöhter Belastungen Abnützungserscheinungen sowie entzündlich-rheumatische Erkrankungen am Gelenk. Wenn die Beweglichkeit des Schultergelenks dadurch stark eingeschränkt ist und die begleitenden Schmerzen unerträglich werden, entscheiden sich viele Betroffene für ein künstliches Schultergelenk. Auch jüngere Menschen, insbesondere Unfallopfer oder Sportler, müssen oft diese unerfreulichen Erfahrungen machen und brauchen einen Schultergelenkersatz.

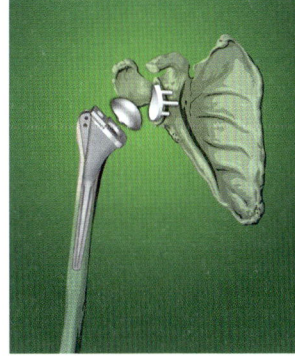

Schultertotalendoprothese

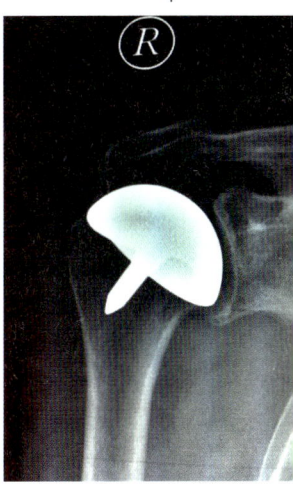

minimal invasiver
Oberarmkopf-Ersatz
im Röntgen

Man unterscheidet Teilprothesen (Schulterhemiprothesen) und Totalprothesen (Schultertotalendoprothesen), wobei mittlerweile beide sehr häufig eingesetzt werden. Beobachtungen zeigen, dass Patienten mit Totalprothesen in der Regel deutlich weniger Schmerzen haben und beweglicher in der Schulter sind als solche mit einer Teilprothese. Es muss hier aber gesagt sein, dass nicht für jeden Patienten eine Totalprothese geeignet ist. Lassen Sie sich von einem Experten beraten!

Stehen Sie kurz vor einer Schulterprothesen-Operation, dann haben Sie Vertrauen zu Ihrem Chirurgen und freuen Sie sich auf eine bessere Lebensqualität mit verbesserter Beweglichkeit und geringem Schmerzempfinden in der Schulter – während der Arbeit, in der Freizeit, ja sogar beim Sport.

Die Operation wird in halbsitzender Lagerung durchgeführt. Der Hautschnitt an der Vorderseite der betroffenen Schulter ist etwa 10–12 cm lang. Solange nicht der Knorpel der Gelenkpfanne zerstört ist, wird nur der Oberarmkopf durch eine Prothese ersetzt (Teilprothese). Wenn zusätzlich die Gelenkpfanne defekt ist, wird auch diese erneuert und man spricht dann von einer Totalprothese. Welcher Prothesentyp und welche Form der Verankerung im Knochen gewählt wird, hängt von mehreren Faktoren ab: vom Al-

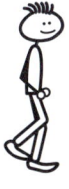

125

ter des Patienten, der Knochenqualität, der Ausprägung der Arthrose sowie dem Ausmaß der Schädigung der Rotatorenmanschette. Sollte die Rotatorenmanschette defekt sein, muss eine spezielle Prothese verwendet werden, da es durch die fehlende Stabilität zu einem Höhertreten der konventionellen Prothese kommen kann. Bei Patienten über 70 Jahre entscheidet man sich zumeist für die zementierte Prothese. Bei stabilen Knochenverhältnissen wird gerne auf eine lange Verankerung im Schaft verzichtet und es genügt eine kürzere Verankerung im Knochen. Die Vorteile dieser Methode sind: geringer Blutverlust, kürzere Operationsdauer, Vermeidung von Knochenbrüchen des Oberarmes beim Finschlagen des künstlichen Gelenks sowie der Erhalt des Knochens im Schaftbereich.

Der Operateur achtet auf möglichst geringen Blutverlust, kurze Operationsdauer und ein schonendes, aber effektives Operationsverfahren.

Zumeist entscheidet der Operateur während der Operation, ob nur der Oberarm oder auch die Gelenkpfanne ersetzt werden müssen. Wenn etwa die Gelenkpfanne verformt ist oder Knorpelschäden aufweist, muss auch eine künstliche Pfanne eingesetzt werden.

Nach Einsetzen des künstlichen Schultergelenks und erfolgreicher Funktionsprüfung wird das Gelenk durch das Annähen von abgetrennten Sehnen wieder stabil gemacht und verschlossen bzw. zugenäht. Zumeist wird eine Drainage in die Operationswunde eingelegt, die das Wundsekret ableitet und Blutergüsse verhindert. Der Drainageschlauch wird in der Regel 2–3 Tage nach der Operation entfernt, die Nahtentfernung findet etwa 2 Wochen danach statt.

Unmittelbar nach der Operation – die Operation dauert etwa 1–2 Stunden – werden Sie in den Aufwachraum gebracht, wo Sie ein speziell geschultes Team nachbetreut. Und abhängig von Ihrem Zustand nach der Operation werden Sie schon nach kurzer Zeit oder erst am darauffolgenden Tag in Ihr Zimmer zurückgeführt.

Die Haltbarkeit eines künstlichen Schultergelenks beträgt heute durchschnittlich 10–15 Jahre, abhängig von der Beanspruchung durch den Patienten, dessen Knochenqualität und Prothesentyp.

Rehabilitation

Nach der Operation –
Gönnen Sie Ihrer Schulter eine Pause!

Geben Sie Ihrem Körper und vor allem Ihrer Schulter Zeit, sich von der Operation zu erholen und wieder voll funktionsfähig zu werden. Seien Sie nicht ungeduldig dabei, denn es ist Ihr Körper, der das Tempo vorgibt!

Am Tag nach der Operation dürfen Sie bereits aufstehen und sich im Zimmer bewegen. Zur Reduzierung möglicher Schmerzen nach der Operation werden für einige Tage die Einnahme von Schmerzmitteln sowie das Liegen mit erhöhtem Oberkörper empfohlen.

Der Genesungsprozess beginnt am 1. Tag nach der Operation.

In den ersten Tagen nach der Operation kann es sein, dass Sie unter einem örtlichen Wundschmerz leiden, der bei bestimmten Bewegungen und bei Lagewechsel stark spürbar ist. Dieser lässt sich jedoch mittels Schmerzinfusionen oder entzündungshemmender Tabletten behandeln. Schmerzen im Schultergelenk führen zu einer Schutzhaltung und -spannung. Diese Schutzspannung macht sich als Widerstand gegen weitere Bewegungen bemerkbar, sodass der Bewegungsumfang deutlich herabgesetzt ist. Die Schmerzerfahrung, die der Patient vor der Operation gemacht hat, wirkt möglicherweise noch immer nach und kann bestätigt werden. Aus diesem Grund weiß der Patient nicht, wie es sich anfühlt, „schmerzfrei zu sein". Der bestehende Schmerz kann sich anders äußern und anfühlen als derjenige vor der Operation und auch nachts schlimmer sein als am Tag. Er kann sich unberechenbar verhalten und mal stärker, mal schwächer sein.

Lassen Sie sich von Ihrem Arzt oder Therapeuten nicht nur den Behandlungs-, sondern auch den Schmerzverlauf darstellen. Plötzlich auftretende Schmerzphänomene, mögliche Schwellungen oder Blutergüsse können durchaus im Verlauf der Behandlung oder Rehabilitation (meist nach etwa einer Woche) nach der Operation

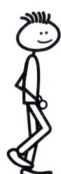

127

Fragen Sie Ihren Arzt, wann Sie die Schmerzmittel absetzen dürfen. Handeln Sie nicht eigenwillig, sondern folgen Sie dem fachmännischen Rat!

vorkommen und sollten keinen Grund zu Sorge bereiten. Wichtig ist nur, dass Sie darüber vom Arzt oder Therapeuten informiert wurden. Nehmen Sie die verordneten Medikamente zur Schmerzlinderung ein, die der schnelleren Regeneration des Gewebes dienen, und setzen Sie sie nicht auf eigene Faust ab! Es mag sein, dass die Schulterschmerzen für Sie schon kurz nach dem Eingriff akzeptierbar sind und Sie nicht länger abhängig von den Medikamenten sein wollen. Bedenken Sie aber, dass die Medikamente eine Depotwirkung haben und die Schmerzen nach 2- bis 3-tägiger Medikamentenpause wieder auftreten (können). Vielleicht sogar stärker als vorher! Das ist dann der Zeitpunkt, wo manche Patienten befürchten, dass die Operation doch nicht gelungen sei oder möglicherweise ein Behandlungsfehler begangen wurde. Doch keine Angst: In der Regel ist das Aussetzen der Medikamente der Grund.

Die Patienten werden angehalten, die operierte Schulter möglichst rasch nach dem chirurgischen Eingriff wieder zu bewegen. In welchem Ausmaß das Gelenk bewegt werden darf, legt Ihr Operateur bzw. Therapeut fest. Halten Sie diese Vorgaben unbedingt ein, damit die angenähten Sehnen anwachsen und die Teile des künstlichen Gelenks sicher in den Knochen einheilen können. Die Dehnung der Schultermuskulatur sollte niemals Schmerzen auslösen und darf keinesfalls ruckartig erfolgen. Wenn dies nicht bzw. nicht ausreichend beachtet wird, können kleinste Verletzungen in der betroffenen Muskulatur entstehen, was den Rehabilitationsverlauf deutlich verlangsamen kann. Ein angenehmes Spannungsgefühl bei Dehnungsübungen ist normal und dient dem Behandlungserfolg. Abhängig von der Operation werden bereits während der ersten 4 Tage nach der Operation gleichseitige Anspannungsübungen für die schulterumspannende Muskulatur empfohlen. Assistierte, langsam durchgeführte Bewegung der Halswirbelsäule und des operierten Armes in vorerst sehr geringem Bewegungsumfang und häufig wiederholtes passives Bewegen im schmerzfreien Bereich dienen der Gelenkmobilisation und vermitteln dem Patienten ein Gefühl der Beweglichkeit und Erleichterung. Zusätzlich werden kurz nach dem chirurgi-

Endoprothesen-Pass:

Dieser Pass wird von Ihrem Operateur ausgestellt und beinhaltet alle notwendigen Informationen über Prothesentyp, verwendete Materialien sowie über das Einsetzungsverfahren selbst. Diese Details sind äußerst nützlich bei auftretenden Problemen und einem Tausch des künstlichen Gelenks.

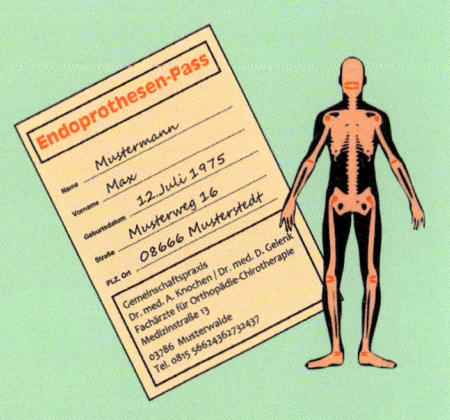

Tragen Sie daher diesen Ausweis immer bei sich, vor allem wenn Sie auf Reisen sind! Künstliche Gelenke (metallischer Gegenstand) können bei Sicherheitskontrollen auf Flughäfen Alarm auslösen.

Bedenken Sie, dass sich diese Sicherheitsdetektoren in vielen öffentlichen Einrichtungen (z. B. Museen, Gerichten etc.) befinden! Ihr Endoprothesen-Pass hilft Ihnen, die Sicherheitsschranke rasch und problemlos zu passieren.

schen Eingriff Lymphdrainagen des betroffenen Armes (1-mal täglich für ca. 20–30 Minuten) sowie Kälteanwendungen (3- bis 4-mal täglich ca. 20 Minuten) verordnet. Wesentlich für einen optimalen Behandlungsverlauf ist zudem die richtige Lagerung des Armes zur Verbesserung des Rückflusses von Lymphen und Blut. Diese wirkt schmerzreduzierend und entlastend für das Schultergelenk.

Der Krankenhausaufenthalt beträgt je nach Operation etwa 5–10 Tage. Bei der Entlassung erhalten Sie Empfehlungen für die weitere Behandlung (Medikamente und Physiotherapie) sowie einen Prothesenpass mit genauen Angaben zu Ihrer Schulter-Endoprothese. Dieser ist wichtig, sollten später Probleme mit der Schulter auftreten.

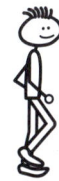

Wichtige Informationen im Rahmen des Behandlungsverlaufes:

- Blutergüsse und Schwellungen sind nach der Operation möglich
- Aufklärung über etwaige Schmerzphänomene
- konsequente Schmerzmitteleinnahme
- Einhaltung der fachärztlichen und therapeutischen Anweisungen
- Fehlinformationen ausräumen
- erwarteter Rehabilitationsverlauf
- Eigenverantwortung des Patienten

Rehabilitation und Physiotherapie – Ihre Mitarbeit ist gefragt!

Bei der Nachbehandlung von Schulteroperationen ist Geduld und Ausdauer angezeigt. Die krankengymnastische Nachbehandlung ist mindestens genauso wichtig wie die Operation selbst. Und der Heilungserfolg hängt nicht nur vom Therapeuten, sondern auch vom Patienten, seiner Mitarbeit bei der Therapie sowie seiner Einstellung zur Schultererkrankung bzw. -verletzung ab. Wenn der Patient seine „Hausaufgaben" nicht richtig oder nur zögerlich macht, den Arm nicht im erlaubten Ausmaß einsetzt – weder zu viel noch zu wenig – so kann dies den Behandlungserfolg beeinflussen und das Gesamtergebnis gefährden. Zu wenig Muskelaktivität ist genauso schlecht wie verfrühte, übertriebene Aktivität. Ist beispielsweise nach einer Wiederherstellung der Rotatorenmanschetten der Muskel oder die Sehne noch nicht ausreichend vernarbt, dann kann es zu einem erneuten Riss kommen. Es

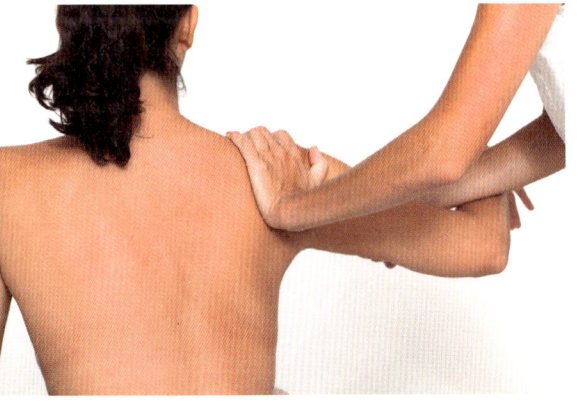

Der Physiotherapeut zeigt Ihnen die richtigen Übungen.

macht daher Sinn, dem Patienten bereits zu Beginn der Behandlung die Auswirkungen seines Verhaltens bzw. seines Umgangs mit der Schulter zu verdeutlichen. Konsequenz bei der Umsetzung von Behandlungsanweisungen ist der Weg zum Erfolg! Wenn Sie also zum Tragen eines Verbandes oder eines hinderlichen Abduktionskissens (Briefträgerkissen) angehalten sind, sollten Sie dies für einen optimalen Behandlungsverlauf auch im vorgegebenen zeitlichen Umfang gemäß den ärztlichen Anweisungen tun. Lassen Sie sich über den Grund dieser Bewegungseinschränkung aufklären!

Das Ziel der Rehabilitation nach einer Schulterverletzung bzw. -operation liegt darin, den Patienten – seinen Erfordernissen und Wünschen entsprechend – wieder in den gewohnten Alltag zurückzuführen. Am Beginn des Rehabilitationsprozesses steht das (Wieder)Erlernen existenzieller Bewegungsabläufe, wie beim Essen und Trinken, das An- und Ausziehen, das Frisieren, der Toilettengang und das Verrichten von Hausarbeit (z. B. Wäsche aufhängen, Fenster putzen etc.). Wenn die Schulter nicht richtig funktioniert, werden Ausweichbewegungen eintrainiert, die diese Tätigkeiten ermöglichen. Das Problem dieser Hilfsbewegungen liegt darin, dass sich dadurch Fehlhaltungen einschleichen können. Wenn aber offensichtlich ist, dass der Patient das volle Bewegungsausmaß der Schulter nicht mehr erreichen wird, macht es sehr wohl Sinn für den Betroffenen, diese Ausweichbewegungen einzutrainieren, damit er den Alltag wieder besser meistern kann. Abhängig vom physischen sowie psychischen Zustand und vom Ausmaß der gegebenen Beeinträchtigung werden Intensität und Dosierung den Übungen angepasst. Kurze Erholungspausen sind durchaus möglich.

Bei starken Schmerzen kann die Beweglichkeit des Gelenks nicht im gewünschten Ausmaß zunehmen. Auch ein stärkeres Forcieren bringt in den meisten Fällen nicht den erwarteten Erfolg, sondern kann sogar kontraproduktiv sein. Darunter leidet sowohl die Qualität der Bewegung als auch deren Quantität. In diesem Fall wird empfohlen, der Schmerzbekämpfung für 1–2 Tage mehr Aufmerksamkeit zu schenken und das Gelenk ausschließlich sanft zu bewe-

Lassen Sie sich die einzelnen Übungen genau zeigen, damit sich keine falschen Bewegungen bzw. Fehlhaltungen einschleichen.

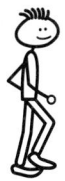

131

gen und weniger zu mobilisieren. Die Behandlung kann wieder in der gewählten Dosierung fortgesetzt werden, wenn eine deutliche Schmerzlinderung mittels entzündungshemmender Medikamente oder Spritzen erreicht wurde. Möglicherweise ist eine Änderung der Dosierung angebracht und die Frequenz der Behandlungen pro Tag/Woche sowie die Dauer der Behandlungen sind zu hinterfragen. In manchen Fällen bringt schon eine vorübergehende Verringerung des Bewegungstempos und der Zahl der Wiederholungen den gewünschten Erfolg. Die Strategie, Schmerzen über eine erhöhte Gabe von Schmerzmedikamenten zu reduzieren und bestehende Beschwerden im Schultergelenk zu ignorieren, führt in der Regel nicht zum gewünschten Erfolg.

Ein guter Therapeut zeichnet sich durch fachliche und emotionale Intelligenz aus. Empathisches Verhalten von Seiten des Therapeuten hilft Ihnen in manchen schwierigen Phasen des Rehabilitationsprozesses.

Die Physiotherapie soll auch vorbeugend Fehlbelastungen und damit einhergehende Verletzungen vermeiden. Hilfreich dabei ist die Herstellung einer vertrauensvollen Beziehung zwischen Patient und Therapeut. So kann davon ausgegangen werden, dass der Patient dem Therapeuten seinen Arm bzw. seine Schulter anvertrauen wird, selbst wenn er Angst vor Schmerzen und erneuten Verletzungen hat. Ein guter Therapeut zeichnet sich dabei nicht nur durch sein fachliches Know-how, sondern auch durch seine emotionale Intelligenz aus. Was daher in der oft langen Rehabilitationsphase keinesfalls fehlen darf, ist die psychische Stütze durch den Therapeuten. Denn es gibt Phasen im Behandlungsverlauf, in denen man keine großartigen Bewegungsverbesserungen oder Schmerzreduktion erreichen wird. Zudem tritt bei anfänglich hoch motivierten Patienten irgendwann eine gewisse Therapiemüdigkeit auf. Manche Patienten brauchen in jeder Phase des Rehabilitationsprozesses Zuversicht und Zuspruch bezüglich des Enderfolgs, nämlich eine gut funktionierende, schmerzfreie Schulter. Die Eigenverantwortung des Patienten hat im Rahmen des Rehabilitationsprozesses einen sehr hohen Stellenwert. Dem Therapeuten kommt hier nur eine begleitende Funktion zu, das persönliche Engagement für das gewünschte Rehabilitationsziel muss der Patient selbst mitbringen.

Der normale Verlauf und Erfolg der Rehabilitation kann beeinträchtigt werden durch:

↘ Schmerzen

↘ Hypermobilität

↘ Muskelschwäche

↘ fehlende Schulterstabilität

↘ Eigenverantwortung des Patienten

Ein wertvolles Hilfsmittel bei der physiotherapeutischen Behandlung der Schulter ist der **Schlingentisch.** Bei dieser Behandlung, bei der der verletzte Arm oder beide Arme in Schlingen gehängt werden, spürt der Patient durch die Aufhebung der Schwerkraft eine Erleichterung im Schulterbereich. Sie dient der Entspannung, dem passiven Üben, der Stabilisation, aber auch der Koordinationsschulung. Abhängig vom Behandlungsziel wird der Aufhängepunkt gewählt, durch den die Ausführung einer Bewegung entsprechend erleichtert oder erschwert werden kann. Wird der Aufhängepunkt falsch gewählt, wirkt sich dies negativ auf das betroffene Schultergelenk aus. Die **CPM-Maschine** (automatische Bewegungsschiene) ist eine weitere Möglichkeit zur passiven Mobilisation nach Wiederherstellungen von Rotatorenmanschetten, Umstellungsoperationen, Schulter-Prothesen, operativ versorgten Brüchen sowie Schulter-Impingement-Syndromen.

CPM steht für *continuous passive motion* und bedeutet kontinuierliche passive Bewegung. Das Gerät wird so eingestellt, dass eine gleichmäßige automatische Bewegung des Armes stattfinden kann. Der Bewegungsumfang und die Geschwindigkeit werden individuell angepasst, Ausgleichsbewegungen sind zu vermeiden. Möglich sind Bewegungen in alle Richtungen (Innen- oder Außendrehbewegung, Abspreizung oder Heranführung etc.), ohne dass dabei Schmerzen hervorgerufen werden.

Der Schlingentisch und die CPM-Maschine sind wertvolle Hilfsmittel für die physiotherapeutische Behandlung der Schulter.

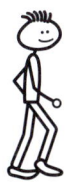

133

In der frühen Rehabilitationsphase kann es bereits therapeutisch effizient sein, wenn die Bewegungen für Ihre Schulter lediglich im Kopf durchgeführt werden. Arbeiten Sie mental an Ihrer Schulter-Gesundheit!

In der frühen Rehabilitationsphase wird das Ausmaß der Zugbelastung der Sehne sowie des Knochens im Bereich der Ansatzstelle sehr niedrig dosiert. Zudem ist der Patient angehalten, die passiv durchgeführten Bewegungen nur mitzudenken und noch nicht aktiv mitzuwirken. Aktives Bewegen in kleinen Bewegungsumfängen aus der hängenden Position des operierten Armes folgt nach und nach.

Ab der 3. Woche nach der Operation können gleichseitige Bewegungen (Schultermuskeln anspannen und entspannen) durchgeführt werden. Ab der 7. Woche nach der Operation kann bei freier Beweglichkeit die Belastung der Sehnen und Bänder stufenweise gesteigert werden.

Wenn eine vorübergehende Ruhigstellung des Schultergelenks aus Behandlungsgründen notwendig ist, sind der **Rucksack-Verband** oder der **Gilchrist-Verband** ein bewährtes Mittel. Stabilisierende Verbände dienen nicht nur in den ersten Wochen nach einer Operation, sondern auch bei Schulterverletzungen wie Prellungen zur vorübergehenden Entlastung des Schultergelenks.

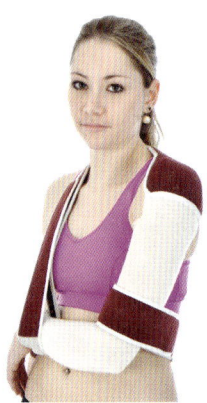

Gilchrist-Verband

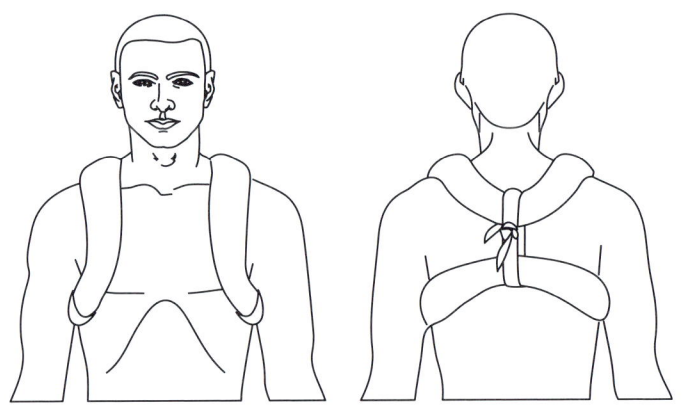

Rucksack-Verband

Die Rehabilitation kann nach manchen Schulteroperationen sehr aufwendig und zeitintensiv sein, wie z. B. nach **Wiederherstellungen der Rotatorenmanschette** oder nach **Schulterprothesen.** Die jeweiligen Vorgaben der Operateure sind leider oft sehr unterschiedlich.

Während der Ellbogen, die Hand und die Fingergelenke auf der operierten Seite schon am ersten Tag nach der Operation aktiv bewegt werden dürfen und sogar sollen, liegt der Schwerpunkt der Schulterbehandlung für die nächsten Wochen auf passiver (assistierter) Mobilisation in alle Bewegungsrichtungen. Ab der 7. Woche sind leichte isometrische Aktivitäten der operierten Muskulatur, ab der 9. Woche Überkopfbewegungen, leichte Hebeübungen und kontrolliertes Aquajogging erlaubt. Mit muskulären Kräftigungen sowie Stützübungen mit höherer Intensität muss noch bis zur 12. Woche gewartet werden. Mit sportlichem Training dürfen Sie in der Regel ab der 21. Woche wieder beginnen. Halten Sie jedoch zu Ihrer eigenen Sicherheit und der Gesundheit Ihrer Schulter zuliebe Rücksprache mit Ihrem Arzt oder Therapeuten.

Achtung! Zu viel, aber auch zu wenig Bewegung kann Ihrer Schulter schaden!

Was ist zu beachten?

↘ Zu viel, aber auch zu wenig Aktivität kann Ihrem Schultergelenk in der Phase nach der Operation schaden!

↘ Hören Sie auf Ihren Körper und beachten Sie die Schmerzgrenze im Schultergelenk. Üben Sie unterhalb der Schmerzgrenze und unterbrechen Sie das Training, sobald Schmerzen auftreten!

↘ Befolgen Sie die Anweisungen Ihres Arztes bzw. Therapeuten und handeln Sie nicht eigenwillig und unüberlegt!

↘ Bei Unklarheiten, Schmerzen oder Veränderungen im Schultergelenk fragen Sie Ihren Arzt oder Therapeuten.

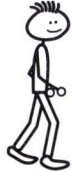

Meine neue Schulter –
Gebote und Verbote im Alltag

Sollten Sie ein künstliches Schultergelenk bekommen haben, dann gratulieren wir Ihnen zu diesem Entschluss, denn es ermöglicht Ihnen mit ziemlicher Sicherheit wieder ein Leben in Bewegung und ohne Schmerzen. Damit es Ihnen lange viel Freude bereitet, bedarf es zumindest in den ersten Wochen nach der Operation einiger Vorsichtsmaßnahmen. Das natürliche Gelenk kann es leider nicht vollständig ersetzen.

Schlafen

In den ersten 6 Wochen nach der Operation wird empfohlen, zum Schutz der Prothese während der Nacht den operierten Arm bzw. die Schulter in einer Schlinge zu tragen. Dadurch wird vermieden, dass die angenähten Sehnen und Muskeln durch unkontrollierte Bewegungen im Schlaf in Mitleidenschaft gezogen werden. Das Liegen auf der operierten Schulter werden Sie automatisch unterlassen, da es schmerzhaft ist. Es schadet allerdings nicht dem Gelenk.

Haare waschen/kämmen

Durch die anfänglich eingeschränkte Gelenkbeweglichkeit werden Sie in den ersten 8–10 Wochen Unterstützung beim Haarewaschen und Frisieren brauchen. Nehmen Sie die Hilfe an und schonen Sie Ihr Gelenk!

Zähne putzen

Als Rechtshänder mit einer rechten Schulterprothese werden Sie in den ersten Wochen nach der Operation Schwierigkeiten beim Zähneputzen haben. Es sind die kleinen ruckartigen, schnellen Bewegungen, die schmerzhaft für die wieder angenähte Muskulatur sind. Versuchen Sie daher den gesunden Arm einzusetzen oder greifen Sie in dieser Zeit zu einer elektrischen Zahnbürste.

Toilette

So banal das klingen mag, aber auf der Toilette werden Sie bemerken, wie gelenkig man dort sein muss. In den ersten Wochen wird es Ihnen schwerfallen, mit dem operierten Arm das Gesäß zur Reinigung zu erreichen. Denn dafür ist eine maximale Innendrehung des Armes notwendig, zu der Sie anfänglich nicht fähig sein werden. Behelfen Sie sich daher mit dem nicht operierten Arm. Sie werden sehen, wie erfindungsreich man in diesen Situationen ist, um hier auf Hilfe verzichten zu können.

An- und Ausziehen

Auch beim An- und Ausziehen werden Sie feststellen, wie beweglich man dafür sein muss. Planen Sie daher bei dieser Tätigkeit etwas mehr Zeit ein. Beim Anziehen von Hemden bzw. Blusen oder Jacken schlüpfen Sie immer mit dem operierten Arm zuerst hinein und dann erst mit dem gesunden. Beim Ausziehen ziehen Sie zunächst den gesunden Arm aus dem Kleidungsstück und dann erst den operierten Arm. Mit ein wenig Übung wird diese anfangs sicher unnatürliche, ungewohnte Bewegung bestimmt schnell zur Routine.

Das Anziehen von Hosen und Socken überlassen Sie in den ersten Wochen nach der Operation ausschließlich dem gesunden Arm. Und um den operierten Arm zu schonen, empfiehlt es sich, Schlüpfer zu tragen und keine geschnürten Schuhe.

Autofahren

Solange Sie den operierten Arm in einer Schlinge tragen und in Ihrer Bewegung eingeschränkt sind, werden Sie auch nicht ans Autofahren denken. Zudem würden Sie sich selbst und andere Verkehrsteilnehmer gefährden. Im Falle eines Unfalls haben Sie unter Umständen keinen Versicherungsschutz und es trifft Sie fast immer eine Teilschuld.

Wenn Sie sich nach einigen Wochen wieder hinter das Steuer setzen wollen und sich bei diesem Gedanken noch unsicher fühlen,

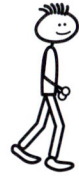

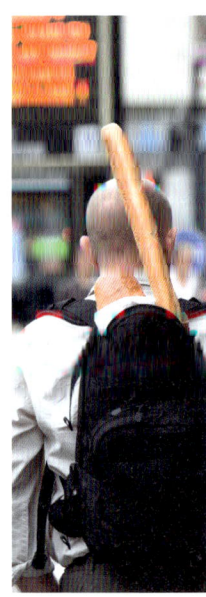

Tragen Sie einen Rucksack und schonen Sie so Ihre Schultern! Zu schwer sollte er allerdings nicht sein!

dann überprüfen Sie einfach vorweg die Beweglichkeit Ihres operierten Armes beim Fahren auf einem größeren freien Parkplatz oder einer wenig befahrenen Straße.

Einkaufen

Großeinkäufe sollten Sie mit einer operierten Schulter in den ersten 8 Wochen unterlassen. Belasten Sie möglichst wenig den operierten Arm mit zusätzlichen Gewichten und tragen Sie daher keine schweren Einkaufstaschen. Sie könnten sich mit einem Rucksack oder einer Umhängetasche behelfen. Die Last auf zwei Taschen zu verteilen, wäre langfristig gesehen vorteilhaft für die Gesundheit Ihrer Schulter/n.

Sport

Wenn Sie ein sportlicher, bewegungshungriger Mensch sind, brauchen Sie nach einer Schulteroperation viel Geduld. Denn bis Sie Ihre operierte Schulter wieder vollständig einsetzen dürfen, dauert es etwa 3–6 Monate. Vermeiden Sie aber auch nachher stark schultergelenkbelastende Sportarten mit ruckartigen Bewegungen wie Tennis oder Squash sowie Aktivitäten mit Überkopfbewegungen (Wurfsportarten).

Obwohl das Schwimmen als eine der gesündesten Sportart gilt, ist es für Menschen mit künstlichen Schultergelenken nur bedingt geeignet.

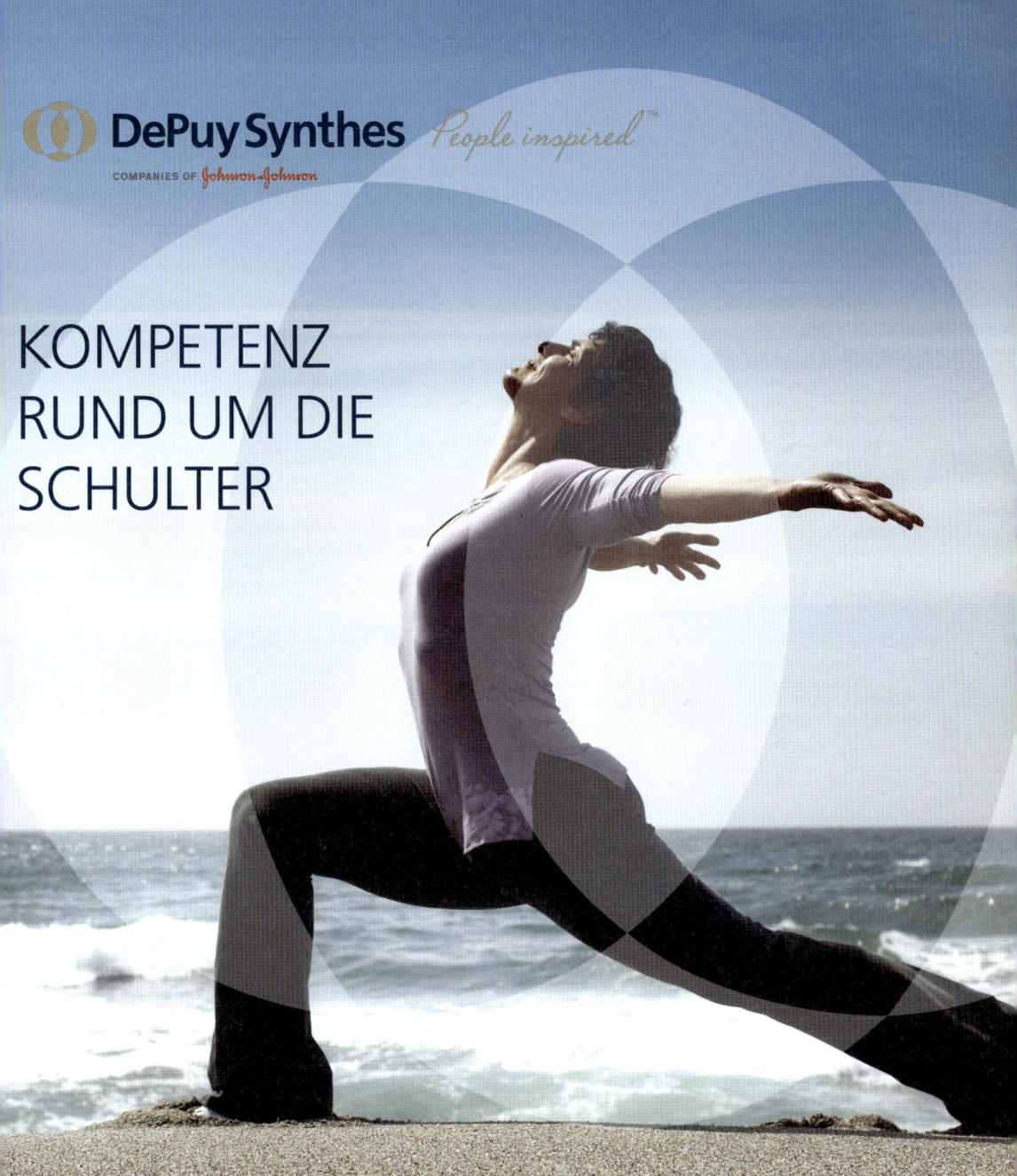

DePuy Synthes *People inspired*™

COMPANIES OF *Johnson&Johnson*

KOMPETENZ
RUND UM DIE
SCHULTER

www.depuysynthes.com

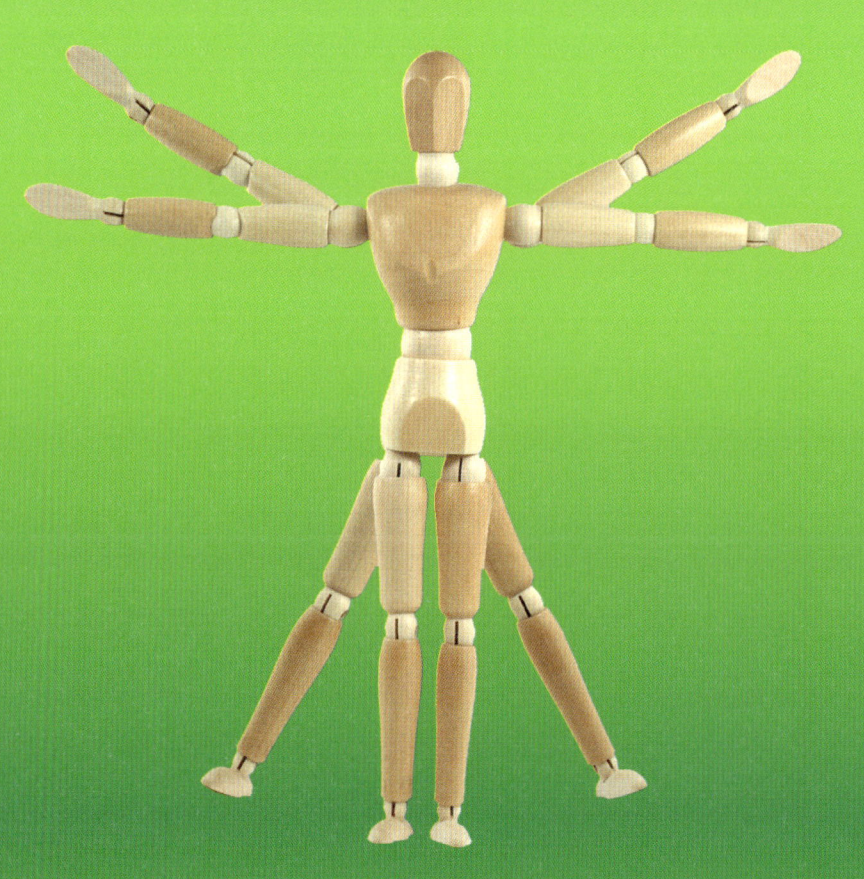

Trainingsprogramm

Schulterschmerzen? Hier werden alltägliche Aktivitäten wie An- und Ausziehen, Haare föhnen oder Wäsche aufhängen oft zur Qual. Holen Sie sich Ihre Schulterbeweglichkeit zurück und trainieren Sie gezielt und konsequent. Ihnen und Ihrer Schulter zuliebe!

Wer schon einmal Schmerzen in der Schulter hatte, weiß, wie schwierig es ist, unter diesen Umständen einfache, alltägliche Tätigkeiten auszuüben. An- und Ausziehen, Haareföhnen oder Wäscheaufhängen werden zum Problem für den Betroffenen. Doch auch wenn einen Schmerzen in der Schulter plagen, sollte man keine Schonhaltung einnehmen, sondern die Schulter bewegen.

In diesem Kapitel stellen wir Ihnen einige effiziente Bewegungsübungen vor, die im Rahmen der konservativen Behandlung in Eigenregie durchgeführt werden können. Einen erfahrenen Therapeuten können sie allerdings nicht ersetzen.

Sie müssen nicht alle aufgelisteten Übungen machen: Wählen Sie 3–5 Übungen aus, die Ihnen am besten zusagen, und absolvieren Sie diese irgendwann im Laufe des Tages. Ein paar Mal ein paar Minuten können Sie sicher abzweigen.

Der richtige Zeitpunkt, mit dem medizinischen Aufbautraining zu beginnen, kann selbst bei gleichen Verletzungen unterschiedlich sein und hängt von den vorausgegangenen Behandlungen (z. B. operativer Eingriff) und dem individuell unterschiedlichen Heilungsverlauf ab. Es ist sinnvoll, mit dem Training an den nicht betroffenen Körperteilen zu beginnen, sollte der verletzte Körperteil noch nicht dafür bereit sein. Der positive Einfluss auf die allgemeine körperliche Leistungsfähigkeit wird sich dadurch rasch bemerkbar machen.

Grundsätzlich macht jede Form von Muskeltraining Sinn, da Schultergelenkprobleme auf mangelndes koordinatives, muskuläres Gleichgewicht und Haltungsstörungen zurückgeführt werden können. Es empfiehlt sich, diese Übungen vor dem Spiegel zu machen, um sich selbst so gut wie möglich kontrollieren zu können.

Impingement

Wenn Sie unter einem Impingement leiden, dann können leichte gymnastische Übungen helfen, Ihre Schmerzen und Ihr Steifheitsgefühl im Schulterbereich zu reduzieren. Das Ziel dieser Übungen ist die Dehnung der rückenseitigen Schulterkapsel. Für einen guten Heilungserfolg sollten Sie diese Übungen mindestens 2- bis 3-mal täglich über einige Wochen machen.

Trainingsplan

1. Legen Sie den betroffenen Arm auf die Schulter der Gegenseite und ziehen Sie die betroffene Schulter (mit angehobenen Arm) mit dem freien, gesunden Arm passiv über die gegenüberliegende Schulter nach hinten, so weit Sie können. Bleiben Sie ca. 3–5 Sekunden in dieser Position und kommen Sie dann wieder zur Ausgangsposition zurück. 5-mal wiederholen. Gehen Sie nicht über die Schmerzgrenze!

2. Vierfüßlerstand. Heben und strecken Sie den betroffenen Arm und das gegenseitige Bein (z. B. rechter Arm und linkes Bein) und ziehen Sie beide aktiv aus der Kapsel heraus. Halten Sie diese Position für ca. 3–5 Sekunden. 5-mal wiederholen.

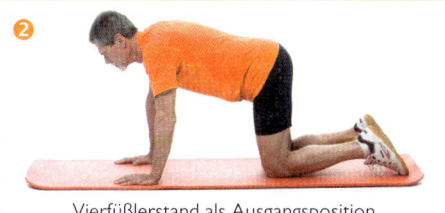

Vierfüßlerstand als Ausgangsposition

3. Im Vierfüßlerstand den gestreckten Arm wie in Übung 2 parallel zum Boden nach außen und innen wie einen Scheibenwischer bewegen. 5-mal wiederholen.

4. Im Sitzen mit beiden Händen ein Theraband hinter dem Kopf halten (etwa in Ohrenhöhe), dann das Theraband mit angewinkelten Armen unter Spannung

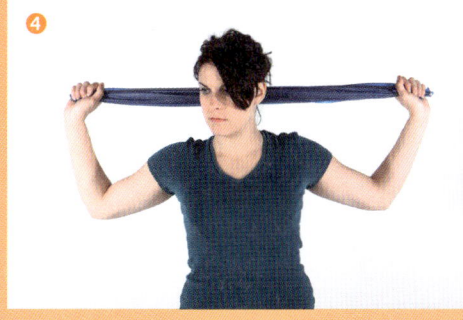

langsam wenig hinauf- und hinunterbewegen. Die Schulterblätter ziehen dabei nach hinten unten. Achten Sie darauf, dass die Schultern nicht hochgezogen werden! 5-mal wiederholen.

5. Im Stehen (leichte Grätsche). Das Theraband mit angewinkelten Armen hinter dem Kopf hinauf- und hinunterziehen wie in Übung 4.

6. Im Sitzen Arme im Ellbogengelenk in 90-Grad-Stellung anwinkeln und ein Theraband mit beiden Händen vor dem Körper halten, nun die Unterarme gegen den Widerstand des Bandes nach außen ziehen; die Ellbogen bleiben dabei am Körper. Halten Sie während der Bewegung immer die Spannung, d. h. lassen Sie nicht locker. 5-mal wiederholen.

7. Klemmen Sie das Theraband im Türstock (evtl. mithilfe eines Bleistifts) oben ein, sodass beide Bandenden gleich lang sind. Schließen bzw. versperren Sie sicherheitshalber diese Türe. Stellen Sie sich frontal im leichten Ausfallschritt vor die Tür und ziehen Sie das Theraband bzw. die beiden Bandenden mit gestreckten Armen nach unten hinten. Machen Sie langsame und keine ruckartigen Bewegungen! 5-mal wiederholen.

8. Bauchlage mit abgestützten Unterarmen. Heben Sie Ihren Oberkörper bis zu den Knien an, verharren Sie kurz in dieser Position und kommen Sie dann wieder zur Ausgangsposition zurück. 5-mal wiederholen.

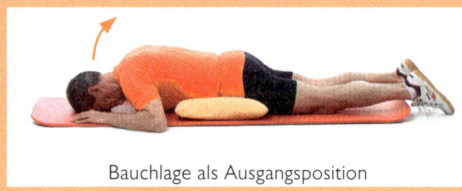
Bauchlage als Ausgangsposition

9. Pendeln mit einem Gewicht im Sitzen. Nehmen Sie einen Gegenstand mit einem Gewicht von ca. 1–3 kg (z. B. Mineralwasserflasche) in den betroffenen Arm und pendeln Sie mit diesem langsam und harmonisch nach vorne und hinten.

10. Setzen Sie sich auf einen Stuhl und geben Sie über die Rückenlehne ein Handtuch. Legen Sie den betroffenen Arm darüber und pendeln Sie wie in Übung 9 mit einer Flasche in der Hand den Arm langsam vor und zurück. Das Handtuch dient einerseits zur Fixierung des Armes, andererseits dazu, dass der Arm entspannt schwingen kann.

Schulterinstabilität

Bei Schulterinstabilitäten macht jede Art von Muskeltraining Sinn, da der Schultergürtel zu wenig Halt hat und gekräftigt werden soll- te. Die folgenden Übungen sind Kräftigungsübungen, die auch der Fixierung des Schulterblattes auf dem Brustkorb dienen. Machen Sie diese Übungen mindestens 2-mal täglich, um so wieder mehr Halt und Sicherheit im Schultergelenk zu bekommen.

Trainingsplan

1. Breitbeiniger Stand, Arme seitlich anheben. Die Oberarme blei- ben immer in derselben Position (sind quasi fixiert), während die Unterarme abwechselnd nach oben bzw. unten zeigen. Führen Sie diese Bewegung langsam und mit Spannung in den Armen aus.

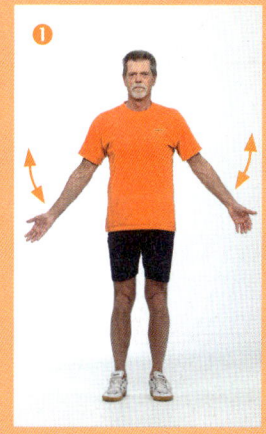

2. Stellen Sie sich bequem mit entspannt herunterhängenden Armen und aufrechtem Oberkörper hin. Geben Sie die linke Hand von vorne oben auf das rechte Schulterblatteck und sta- bilisieren Sie dieses sanft nach hinten unten. Machen Sie nun mit dem rechten Arm Achterschlaufen vor Ihrem Körper, ohne dabei die rechte Schulter zu bewegen. Diese sollte unter den Fingerspitzen ruhig an Ort und Stelle bleiben. Armwechsel.

3. Im Sitzen Arme seitlich anheben und im Ellbogengelenk 90 Grad anwinkeln (Ober- und Unterarme sind horizontal). Nehmen Sie nun ein Theraband in die Hände und bewegen Sie die Unterarme unter Spannung (Theraband gespannt) und unter Einhaltung des 90-Grad-Win- kels langsam und harmonisch nach oben und unten. 5-mal wiederholen.

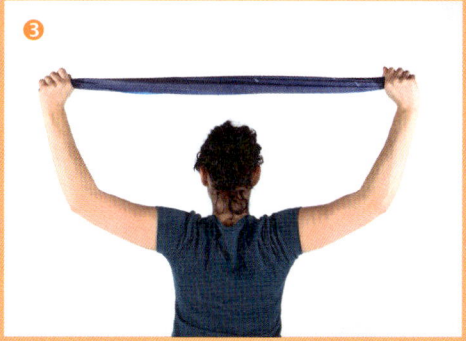

4. Seitenlage auf dem gesunden Arm. Nehmen Sie einen etwa 1 kg schweren Gegenstand in die betroffene andere Hand und beugen Sie diesen Arm in einem Winkel von 90 Grad (Arm steht senkrecht nach oben). Bewegen Sie nun den Unterarm senkrecht nach oben und dann wieder zurück zur Horizontalen, immer unter Einhaltung des 90-Grad-Winkels. Der Oberarm bleibt währenddessen immer in Kontakt mit dem Oberkörper. Niemals den Oberkörper mitbewegen oder den Ellbogen anheben!

5. Im Stehen (leichte Grätsche) beide Arme gestreckt seitlich bis zur Horizontalen bzw. etwas höher anheben und wieder senken. Nehmen Sie dafür Gewichte, wie z.B. je eine 1-l-Flasche in die Hände und führen Sie die Bewegung langsam aus. Halten Sie Ihre Schultern stabil! 5-mal wiederholen.

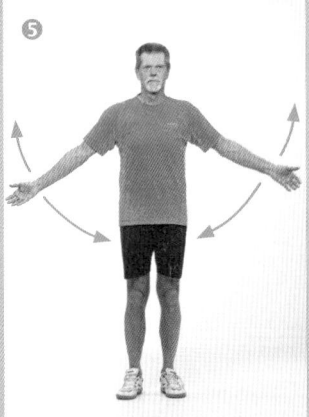

6. Schulterbreiter Stand, etwas in die Knie gehen, Oberkörper waagrecht nach vorne beugen, Blick zum Boden. Die Arme hängen seitlich nach unten, sind leicht gebeugt und halten je eine etwa 1-l-Flasche. Heben Sie nun die Arme seitlich und ohne Schwung langsam bis zur Waagrechten oder etwas höher an und senken Sie sie dann wieder. Je höher die Arme angehoben werden, umso langsamer sollte die Bewegung erfolgen. 5-mal wiederholen. Achten Sie darauf, dass der Rücken während der Übung in der Waagrechten bleibt!

7. Machen Sie die Übung 6. im Kniestand (halber Vierfüßler) und achten Sie auch hier auf den waagrechten Rücken sowie auf langsame, fließende Bewegungen der Arme.

8. Machen Sie Liegestütze an die Wand. – Das schaffen Sie auch bei schwacher Oberarmmuskulatur! Schulterbreiter Stand vor der Wand, etwa eine Armlänge entfernt. Machen Sie nun 5–7 Liegestütze gegen die Wand. Je größer der Abstand zwischen den Beinen und der Wand, desto anstrengender und schwieriger wird diese Übung. Die Ellbogen sollten nahe am Körper anliegen, weil dann die Oberarmmuskulatur mehr gekräftigt wird.

9. Machen Sie einarmige Liegestütze gegen die Wand, wenn Sie keine akuten Schmerzen haben.

10. Machen Sie Liegestütze am Tisch bzw. Bett. Je weiter weg Sie vom Tisch/Bett gehen, umso intensiver wird diese Übung.

Kalkschulter

Kalkdepots in der Schultersehne – darunter leiden Menschen mit einer Kalkschulter. Doch es gibt Möglichkeiten, die Beschwerden mit einfachen und risikoarmen Bewegungsübungen in den Griff zu bekommen. Dehnen Sie den Brustmuskel und kräftigen Sie die Muskulatur des Schulterskeletts, denn wenn die Schulter zu lange ruhiggestellt ist, wird sie steif.

Trainingsplan

1. Machen Sie leichte Pendelbewegungen, um das Schultergelenk beweglich zu halten. Stellen Sie sich aufrecht hin und lassen Sie die Arme locker neben dem Körper hängen. Pendeln Sie nun leicht mit beiden Armen vor und zurück. Sie können bis zur Schmerzgrenze gehen, keinesfalls weiter! Um den Effekt zu erhöhen, können Sie die Pendelbewegungen mit Gewichten (z. B. 1-l-Flasche) ausführen. Dadurch wird der betroffene Arm etwas mehr gestreckt und das Gelenk entlastet.

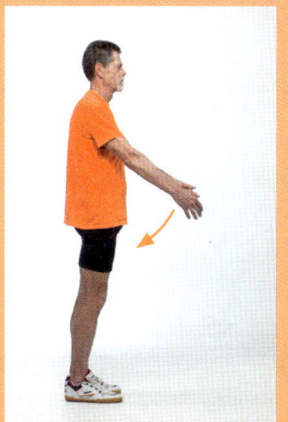 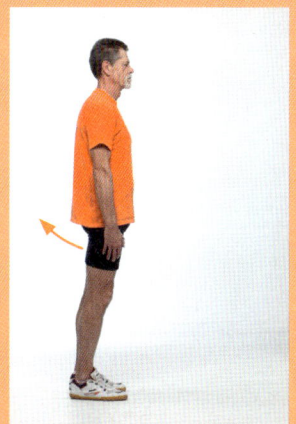 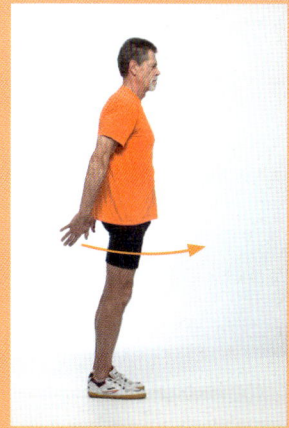

2. Klemmen Sie eine Schnur (oder z. B. den Gürtel des Bademantels) in der Duschstange ein und fassen Sie beide Enden. Machen Sie nun leichte Armbewegungen wie beim Gehen ohne Belastung. Im Wechsel werden das eine und dann das andere Ende der Schnur nach hinten unten am Körper vorbei gezogen, wobei der jeweilige andere Arm nach vorne oben bewegt wird. Mehrmals wiederholen.

3. Wischübung auf dem Ess- oder Schreibtisch im Sitzen. Setzen Sie sich vor einen Tisch und winkeln Sie Ihren betroffenen Arm im 90-Grad-Winkel an. Wischen Sie nun mit einem (Ge-schirr-)Tuch ohne Belastung den Tisch. Machen Sie dabei kreisende Bewegungen oder wi-schen Sie hin und her oder vor und zurück. Sie können sich auch seitlich zum Tisch setzen und Vor- und Rückwärtsbewegungen mit dem betroffenen Arm bzw. mit dem Tuch machen.

4. Wischübung im Stehen. Stellen Sie sich vor eine Wand oder einen Tisch und wischen Sie mit einem weichen Tuch auf und ab und hinauf und hinunter.

5. Stellen Sie sich vor eine Wand (Blick zur Wand) und stützen Sie sich mit ausgestreckten Armen ab. Schieben bzw. bewegen Sie sich nun langsam und so weit es geht an der Wand mit gestreckten Armen hoch und kommen Sie dann wieder in die horizontale Armpositi-on zurück.

6. Außendrehbewegung der Schulter. Hal-ten Sie beide Arme locker und entspannt neben Ihrem Körper (Handrücken zeigt nach außen). Drehen Sie nun beide Hän-de mit den Daumen nach außen, wo-durch sich der Brustkorb öffnet und die Schulterblätter zur Wirbelsäule gezogen werden. Halten Sie ca. 3–5 Sekunden in dieser aufgedrehten Position inne und kommen Sie dann wieder zur Ausgangs-position zurück.

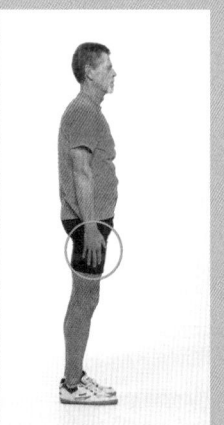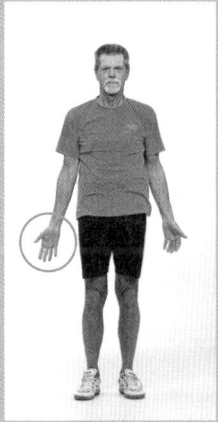

7. Stellen Sie sich vor eine Wand (Blick zur Wand) und drücken Sie nur mit dem betroffenen Arm in Schulterhöhe gegen die Wand. Drehen Sie Ihren Körper dabei weg von der Wand, sodass der betroffene Arm nach hinten gedehnt wird. Bleiben Sie ca. 10–15 Sekunden in dieser Position und machen Sie dann dasselbe mit dem anderen Arm.

8. Vierfüßlerstand. Heben und strecken Sie den betroffenen Arm und das gegenseitige Bein (z. B. rechter Arm und linkes Bein) und ziehen Sie beide aktiv aus der Kapsel heraus. Halten Sie diese Position für ca. 3–5 Sekunden.

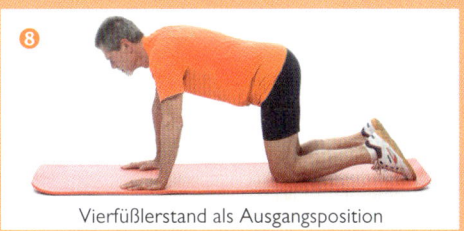

Vierfüßlerstand als Ausgangsposition

9. Heben Sie in Bauchlage beide gestreckten Arme seitlich an, drehen Sie die Daumen nach oben und heben Sie Ihren Kopf leicht an. Bringen Sie nun die Hände bzw. Arme vor dem Kopf zusammen ohne dabei den Boden zu berühren und kommen Sie dann wieder zur Ausgangstellung (Arme seitlich) zurück. 5-mal wiederholen.

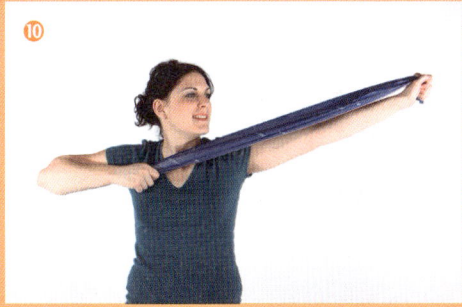

10. Gehen Sie in den Grätschstand und halten Sie das Theraband wie ein Bogenschütze. Ein Arm ist gestreckt, der andere gebeugt. Der gebeugte Arm (lädierte Arm!) führt eine Streckbewegung nach hinten aus. Achten Sie darauf, dass sich beide Arme in einer Linie befinden, die Schultern nach unten gezogen sind bzw. sich weg von den Ohren befinden. Kommen Sie dann wieder langsam zur Ausgangsposition zurück und wiederholen Sie die Übung.

Schulterarthrose

Arthrose ist zwar nicht heilbar – aber mit den richtigen Maßnahmen können die Beweglichkeit und Belastbarkeit in der Schulter erhalten und verbessert werden. Dehnungsübungen sowie Bewegungen ohne oder mit geringer Belastung dienen daher der natürlichen Unterstützung der Arthrosebehandlung. Wichtig dabei ist die maßvolle, kontinuierliche Bewegung.

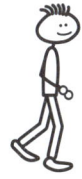

Trainingsplan

1. Aufrechte Sitzposition. Ziehen Sie Ihre Schultern gleichzeitig/abwechselnd und langsam nach oben und wieder hinunter.

2. Aufrechte Sitzposition. Ziehen Sie Ihre Schultern langsam nach hinten unten und spüren Sie die Dehnung im vorderen Schulterbereich. Die Schulterblätter bewegen sich dabei Richtung Wirbelsäule. Machen Sie dabei den Nacken lang und atmen Sie regelmäßig. Übung mehrmals wiederholen.

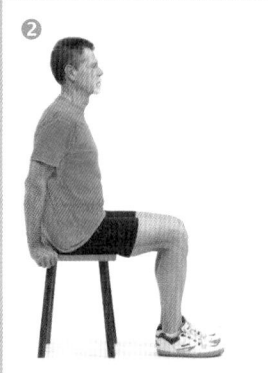

3. Aufrechte Sitzposition, Arme neben dem Körper. Winkeln Sie die Arme im Ellbogengelenk im 90-Grad-Winkel an und ziehen Sie die Ellbogen vorsichtig und langsam nach hinten. Schulterblätter werden dabei zusammengedrückt. Halten Sie für 3–5 Sekunden diese Position, ehe Sie wieder zur Ausgangsposition zurückkehren. 5-mal wiederholen.

4. Machen Sie die Übung 3 im Stehen.

5. Neigen Sie den Kopf nach rechts (rechtes Ohr zur rechten Schulter) und ziehen Sie gleichzeitig die linke Schulter nach unten. Halten Sie diese Spannung für ca. 5–7 Sekunden, neigen Sie dann den Kopf nach links und ziehen Sie die rechte Schulter nach unten.

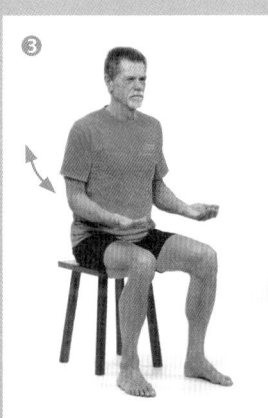

6. Arme im Ellbogengelenk im 90-Grad-Winkel abbiegen (Oberarme befinden sich neben dem Oberkörper) und aktiv nach hinten ziehen. Die Schulterblätter sollten zusammengezogen werden. Neigen Sie den Kopf nach vorne Richtung Brustbein und halten Sie diese angespannte Position für ca. 5–7 Sekunden. 5-mal wiederholen.

7. Umfassen Sie mit den Händen jeweils den Ellbogen der anderen Hand und heben Sie die Arme so hoch Sie können an. Im besten Fall befinden sich die Arme über dem Kopf. Achten Sie dabei auf die regelmäßige Atmung sowie auf hinuntergezogene Schultern. 5-mal wiederholen.

8. Aufrechte Sitzposition. Bringen Sie die Hände im Nacken zusammen (Finger sind ineinander geschoben), die Ellbogen sind nach vorne gerichtet. Führen Sie nun die Ellbogen vorsichtig und langsam seitlich nach hinten und halten Sie anfangs diese Dehnung für etwa 3–5 Sekunden. Kommen Sie dann wieder zur Ausgangsposition zurück. Sie können mehrmals täglich dehnen und die Dauer dieser Dehnung von Mal zu Mal steigern.

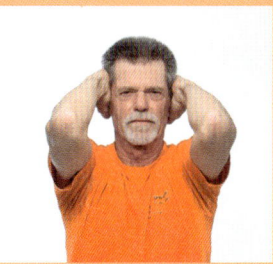 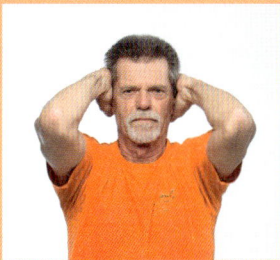 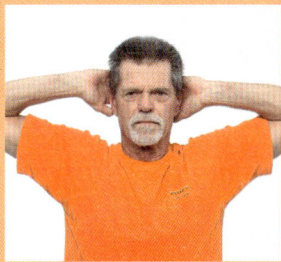

9. Machen Sie die Übung 8 im Stehen.

10. Aufrechte Sitzposition. Bringen Sie die Hände vor Ihrem Körper zusammen (Gebetshaltung) und drücken Sie diese kräftig für etwa 3–5 Sekunden zusammen (Druck-Gegendruck). Übung wiederholen.

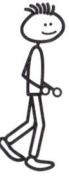

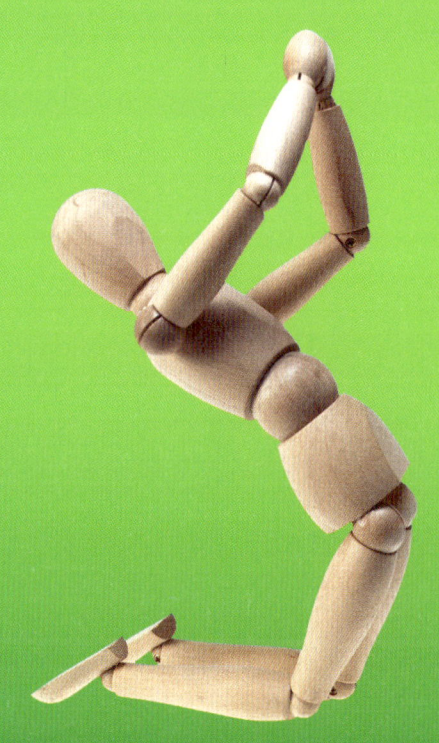

Die Schulter im Sport
Chancen und Risiken

Sport ist gesund, aber vor Verletzungen sind Sie nicht gefeit!

Schwimmen, Rad- oder Skifahren, Tennis oder Ballsport – wer sich bewegt, bleibt gesund und fit! Nicht ganz richtig, sagen diejenigen, die sich bei diesen Sportarten bereits Verletzungen zugezogen und einige Zeit daran laboriert haben. Tatsache ist, dass unsere Gelenke bei sportlichen Aktivitäten oft starken Belastungen ausgesetzt sind. Auch das Schultergelenk bekommt diese Belastungen zu spüren. Es stellt kein Einzelgelenk dar, sondern ist ein sehr kompliziert aufgebautes Gelenk. Zur Erkennung von Sportschäden an der Schulter bedarf es daher der genauen Kenntnisse des Bewegungsablaufes der betreffenden Sportart als auch der spezifischen anatomischen Grundlagen. Bei sportlicher Betätigung unter Belastung führt eine Fehlstellung im Schultergelenk unweigerlich zu Problemen. Man unterscheidet zwischen akuten Sportverletzungen und Sportschäden, verursacht durch chronische Überbelastung. Die Zahl der akuten Schulterverletzungen im Freizeit- und Profisport pro Jahr ist sehr hoch und vervielfacht sich, wenn die chronischen Überlastungsschäden der Schulter mit eingerechnet werden. Chronisch verlaufen können auch einfache Verspannungen im Schultergürtel. Sie sind eine richtige Volksplage geworden und können Menschen oft jahrelang begleiten. Dafür werden mangelnde körperliche Beanspruchung sowie chronische einseitige Belastung am Arbeitsplatz, im Auto oder zu Hause verantwortlich gemacht. Dazu kommt noch, dass Kopf und Schultern häufig nach vorne verlagert sind, was für den Trapezmuskel schwere Arbeit bedeutet. Der Kopf muss unablässig Haltearbeit leisten, wenn er nach vorne gezogen ist. Die Folge: Dauerstress hinten und Verkürzung vorne. Diese Verspannungen und Verkürzungen führen in weiterer Folge bei geringer Belastung im Alltag zu unangenehmen Beschwerden, wie Kopfschmerzen, Rundrücken und Abnützungserscheinungen.

Schwimmen wird als eine der gesündesten Sportarten gepriesen. Doch auch hier kann es zu Schulterschmerzen kommen.

Aber kommen wir wieder zurück zum Sport. Aufgrund von Modesportarten wie Snowboard, Inlineskating, Kite- oder Windsurfen nehmen Verletzungen des Schultergelenks deutlich an Bedeutung zu. Zu den häufigsten Sportverletzungen zählen Schlüsselbein- und Schulterblattbrüche, Luxationen, Risse und Teilrisse der Rotatorenmanschette und der langen Bizepssehne sowie Prellungen und Zerrungen der Schultermuskulatur. Um Verletzungen im Sport vorzubeugen, sollte am Beginn jedes Trainings ein allgemeines Aufwärmtraining stehen, in dem möglichst alle Gelenke, Muskeln, Sehnen und Bänder auf die körperliche Belastung vorbereitet werden. Bei Überkopfsportarten muss zur Vermeidung von Schulterverletzungen darüber hinaus besonderer Wert auf die Kräftigung der Rückenmuskulatur gelegt werden.

Das Aufwärmtraining vor sportlichen Aktivitäten darf nie fehlen! Denken Sie dabei immer auch an Ihre Schultern!

Sportarten und ihr Verletzungsrisiko

Sportart	Verletzungen
Alpinski	AC-Gelenkverletzungen, Schultergelenksluxationen, Schlüsselbein- und Schulterblattbrüche, Rotatorenmanschetten-Risse
Handball	Impingement-Syndrom, Werferschulter
Ballett	Schulterprellung
Bogenschießen	Impingement
Bodybuilding	Riss der Rotatorenmanschette
Bowling	Entzündung der Bizepssehne
Eislaufen	Schultergelenksluxationen
Golf	Entzündung des äußeren Brustmuskels
Handball	Impingement-Syndrom, Werferschulter
Radsport	Schultergelenksluxationen, Schlüsselbein- und Schulterblattbrüche, AC-Gelenkverletzungen
Reitsport	Schlüsselbein- und Schulterblattbrüche, AC-Gelenkverletzungen
Volleyball	Schultergelenksluxationen

Schulterverletzungen gibt es viele, manche enden mit einem künstlichen Schultergelenk als einzigem Ausweg. Das ist aber kein Grund, sportliche Aktivitäten an den Nagel zu hängen. Auch mit einem künstlichen Schultergelenk muss nicht auf Sport verzichtet werden. Im Gegenteil, mit gezielter, moderater Beanspruchung des Schultergelenks sorgen Sie für optimalen Muskelaufbau sowie eine bessere Schulterbeweglichkeit. Steigern Sie nur langsam die

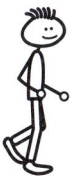

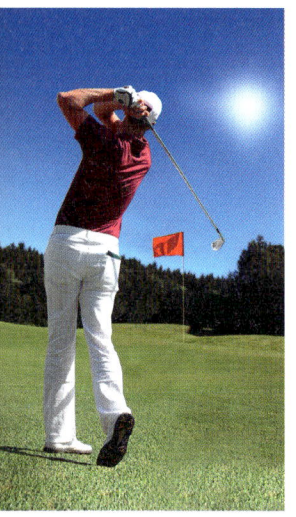

Belastung und unterbrechen Sie beim Auftreten von Schmerzen das Training. Beachten Sie aber, dass nicht jede Sportart für Menschen mit einem künstlichen Schultergelenk geeignet ist. Grundsätzlich ist es besser, eine Sportart weiter zu betreiben, die bereits vor der Operation ausgeübt wurde, als eine neue zu erlernen.

In der folgenden Tabelle finden Sie geeignete und ungeeignete Sportarten für **Menschen mit einem künstlichen Schultergelenk**.

Geeignete Sportarten	Ungeeignete Sportarten
Golf	Basketball
Jogging	Handball
Nordic Walking	Volleyball
Radfahren	alle Kampfsportarten
Schwimmen	Reiten (bedingt)
Skilanglauf	Alpinski
Wandern	Tennis

Akute Sportverletzungen der Schulter

Moderne Freizeitaktivitäten sind nicht immer ein Segen für unsere Gelenke. Sie können zu einer Vielzahl von akuten Verletzungen und chronischen Beschwerden führen. 5–8% aller akuten Verletzungen des menschlichen Körpers betreffen die Schulter, etwa 3% sind auf Überlastungsschäden zurückzuführen. Von akuten Schulterverletzungen sind vor allem männliche (Freizeit-)Sportler vom Jugendalter bis zum 45. Lebensjahr betroffen. Bei etwa 30% handelt es sich um Verrenkungen, im Speziellen um Verrenkungen nach vorne, seltener nach hinten. Begleitverletzungen der Rotatorenmanschette sind ab dem 35. Lebensjahr nicht selten und sollten bei der Diagnose berücksichtigt werden. Weitere 20% der akuten Schulterverletzungen betreffen das Schlüsselbein und das Schultereckgelenk.

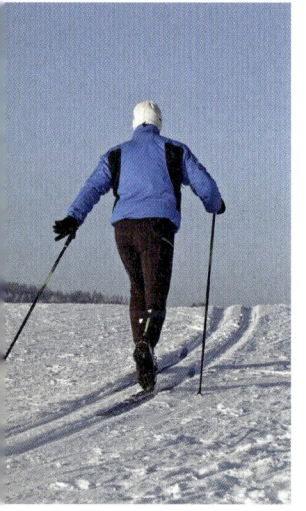

Bei frischen Schulterverletzungen steht die rasche Schadensbegrenzung an oberster Stelle. Zudem empfiehlt es sich, für einige Zeit eine Pause einzulegen und die Schulter zu schonen bzw. ruhigzustellen. Sollte diese angeschwollen sein, können mittels lokaler Kälteanwendung oder Kaltwasserbehandlung die Beschwerden gelindert werden. Entweder wird der betroffene Körperteil unter fließendes kaltes Wasser gehalten oder mittels kalter Tücher, die immer wieder gewechselt werden müssen, behandelt, um einen kühlenden Effekt aufrechtzuerhalten. Wird dem Wasser etwas Essig beigemengt, wird der Kühleffekt erhöht. Bei diesen Kaltwasseranwendungen können Sie nichts falsch machen! Sie können ohne Weiteres über einen längeren Zeitraum angewendet werden. Vorsicht ist aber geboten bei der Verwendung von Eissprays, Coolpacks und dergleichen, die nur kurzfristig zur Anwendung kommen dürfen, da bei unsachgemäßem Umgang Gewebeverletzungen auftreten können. Bei Schwellungen und Einblutungen in das Gewebe kann sofort mit Lymphdrainagen behandelt werden, sofern dies ohne Schmerzen bzw. möglichst schmerzarm möglich ist. Im Anschluss kann zur verbesserten Auflösung der Einblutungen und zur Ruhigstellung eine Kompressionsbandage angelegt werden.

> Nehmen Sie Schulterschmerzen ernst und legen Sie eine sportliche Pause ein, damit sie nicht chronisch werden.

Chronische Sportverletzungen der Schulter

Neben den akuten verdienen auch die chronischen Schulterverletzungen Aufmerksamkeit. Sie entwickeln sich über Wochen oder Monate und können für den Betroffenen äußerst einschränkend und lästig sein. Häufig klagen die Patienten über belastungsabhängige Schmerzen in der Schulter, die besonders unangenehm beim seitlichen Abspreizen des Armes sowie bei Überkopftätigkeiten sind. Reibegeräusche und Kraftverlust im betroffenen Arm sind un-

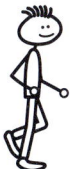

liebsame Begleitphänomene. Auch Ruheschmerzen bzw. Schmerzen beim Liegen auf dem verletzten Arm sind keine Seltenheit und verhindern das Durchschlafen. Viele Patienten klagen zudem über Schmerzen, die in die Hals- und Brustwirbelsäule oder den Oberarm bis zum Ellbogen oder sogar noch weiter hinunter ausstrahlen. Chronische Schulterschmerzen finden sich oft bei sogenannten „Überkopf-Sportarten": Aufschläge und Schmetterbälle beim Tennis, Freistil- und Schmetterlingsschwimmen, Kegeln und Speerwurf sind Überkopfbewegungen, die zur Schädigung der Rotatorenmanschette führen und starke Schmerzen verursachen können. Zu den chronischen Schulterverletzungen zählen Verschleißerscheinungen der Knorpel- und Knochenstrukturen, des Weichteilgewebes wie der Schleimbeutel, der langen Bizepssehne und der Rotatorenmanschette. Diese Erkrankungen sind eine Folge von akuten Sportverletzungen oder Überbeanspruchungen, verursacht durch sich wiederholende „falsche" Bewegungen. Das Schultereckgelenk unterliegt grundsätzlich mit zunehmendem Alter einem Verschleiß. Doch aufgrund von Überbeanspruchungen und aufgrund der Ausübung von Überkopfsportarten kommt es zu vorzeitigen Abnützungserscheinungen (Arthrose), die sich schon im Alter von 30 bis 35 Jahren bemerkbar machen können. Jegliches Training wird dann unmöglich. Selbst nach einer Trainingspause kehren die Schmerzen mit der Trainingsaufnahme wieder zurück. Für Sportler, die Überkopf-Bewegungen ausführen, ist daher eine gesunde und kräftige Rotatorenmanschette sehr wesentlich.

Während bei akuten Schulterverletzungen auf einen Behandlungserfolg gehofft werden darf, kann bei chronischen Schulterbeschwerden (z. B. immer wiederkehrende Muskelzerrungen) oft nur bedingt nachhaltige Schmerzfreiheit erwartet werden. Es ist mit erheblichen Behandlungsresistenzen zu rechnen und die Anfälligkeit für Verletzungen bleibt in der Regel erhalten. Aber lassen Sie sich nicht entmutigen, denn die Hoffnung stirbt zuletzt! Und sofern kein operativer Eingriff notwendig ist, besteht noch immer die Möglichkeit, nicht schulmedizinische Behandlungsmethoden

Auf Dauer können falsch eintrainierte Bewegungen sehr belastend für die Schulter werden und das Gelenk schädigen. Bewegen Sie sich, aber bewegen Sie sich richtig!

in Anspruch zu nehmen. Die Reaktionsbereitschaft bzw. das Reaktionsverhalten des betroffenen Körperteils, abhängig von verschiedenen Faktoren wie dem physischen und psychischen Zustand, muss jedoch gegeben sein, um auf bestimmte Reizarten wie z. B. Elektrotherapie, Akupunktur etc. reagieren zu können.

Abschließend sei gesagt, dass viele Verletzungen an der Schulter, insbesondere die an der Rotatorenmanschette, leicht zu verhindern wären, würde man dieses Gelenk nicht zu sehr überlasten. Eine wöchentliche Steigerung des Trainingspensums von nicht mehr als 10 % könnte das Verletzungsrisiko dieser Manschette deutlich senken. So kann eine Balance zwischen Stabilität und Bewegungsfreiraum der Schulter erreicht werden.

Viele Schulterverletzungen wären leicht zu verhindern. Manchmal ist einfach der sportliche Ehrgeiz schuld!

Schulter im Schwimmsport

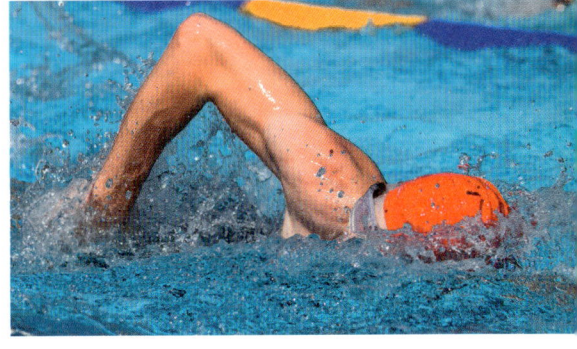

Schwimmen ist gesund und schonend für Gelenke und Muskulatur und zählt zu den verletzungsärmsten Sportarten. Kommt es doch einmal zu einem Unfall, so verlangt jede 10. Verletzung nach einer Schwimmpause von mehr als 2 Wochen.

Beim (aktiven) Schwimmen ist der gesamte Körper im Einsatz. Achten Sie daher auf die richtige Schwimmtechnik, um Überlastungsschäden zu vermeiden!

Schwimmen erfordert den Einsatz des gesamten Körpers und eine gute Koordinationsfähigkeit von Arm- und Beinbewegungen, um die maximale Bewegungseffizienz im Wasser erreichen zu können. Betrachtet man den Körper als Gliederkette, d. h. bewegt sich ein einziger Teil, so werden dadurch alle weiteren beeinflusst. So wird die erzeugte Kraft der Arme über den Rumpf auf die Beine übertragen. Wenn nun ein Körperteil, quasi ein Glied in der Kette, zu schwach ist, ist mit einem Kraftverlust zu rechnen. Ist beispielsweise der Oberkörper zu schwach, geht Kraft verloren und

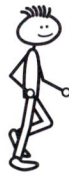

die Lage, wie der Körper im Wasser liegt, verschlechtert sich. Es kommt zu einer Abnahme der Bewegungskoordination des Körpers, die mit einem erhöhten Verletzungsrisiko einhergeht.

So treten immer wieder Verletzungen beim Schwimmen auf, die meist ein deutliches Zeichen von Überbelastungen sind. Überlastungsschäden können jeden treffen, nicht nur Hochleistungsschwimmer, die sich mehr als fünf Stunden pro Tag im Wasser bewegen und etwa 2500 km pro Jahr schwimmen. Im Gegenteil, ihr Verletzungsrisiko ist aufgrund ihrer sauberen Schwimmtechnik und der physiologischeren Belastung sogar geringer als das der Hobbysportler. Diese sind oft ehrgeizig und bestrebt, in extrem kurzer Zeit Umfang und Intensität des Trainings zu erhöhen, sodass das Muskel-Skelett-System mit der raschen Anpassung daran Probleme hat. Überbelastungen und Verschleißerscheinungen sind die Folge.

Vor allem bei der Kraultechnik sind die Schulter als zentrales Gelenk und ihre umgebende Muskulatur verantwortlich für den Hauptantrieb. Das Schultergelenk hat dank der fehlenden knöchernen Gelenkführung eine enorme Bewegungsfreiheit, doch aus diesem Grund ist es auch besonders empfindlich bei falschen Bewegungen. So werden während des Vorschwungs beim Kraulen durch die wiederholte Überkopfbelastungen Sehnen und Muskeln der Rotatorenmanschette dauernd und stark belastet. Beansprucht werden hier vor allem der Innenrotations- (Innendrehungs-) und der Brustmuskel, weniger die Gegenspieler, nämlich die Außenrotatoren am Rücken- und Schulterblatt. Aufgrund dieser Kräftigung kommt es zu einer zunehmenden Verkürzung der Innenrotatoren. In weiterer Folge kann die Mechanik des Schultergelenks aus den Fugen geraten. Oberarmkopf und Schultergelenkspfannen laufen nicht mehr zentriert und es besteht immer mehr und mehr Druck gegen das Schulterdach, der zu einer Reizung des Schleimbeutels und der Obergrätensehne führen kann. Die Diagnose lautet dann: Impingement-Syndrom. Jetzt ist eine kurze Trainingspause angesagt. Suchen Sie einen Sportarzt auf und nutzen Sie die Pause für ausgleichende Dehn- und Kräftigungsübungen. Dehnen Sie nur

Wiederholte Überkopfbewegungen belasten die Sehnen und Muskeln der Rotatorenmanschette und es kommt oft zu Fehlbelastungen. Lassen Sie es gar nicht erst so weit kommen!

die Muskeln, nicht die Bänder und Gelenkkapsel, und steigern Sie langsam den Umfang und die Intensität des Trainings. Ignorieren Sie dabei keinesfalls den Schmerz.

Kommen zu dieser Überreizung auch Schmerzen hinzu, spricht man von einer „Schwimmerschulter", ein Überbegriff für mannigfaltige orthopädische Veränderungen im Schultergelenk sowie in den umgebenden Strukturen. Entzündungen der Schleimbeutel und Sehnen, Muskelverkürzungen, Halswirbelveränderungen oder ein Impingement-Syndrom sind möglich.

Sehr häufig findet man im Schwimmsport chronische Instabilitäten mit Teilausrenkungen, wenn jahrelang oder gar jahrzehntelang geschwommen wurde. Durch ständige kleinste Verletzungen wird die Schultergelenkkapsel überdehnt und die Stabilisatoren werden stark in Mitleidenschaft gezogen: Die Schulter beginnt zu schmerzen.

Da zahlreiche Bewegungen beim Schwimmen über Kopf ausgeführt werden, finden sich unter Schwimmern häufig Schulterverletzungen aufgrund von Fehlbelastungen durch falsch eingelernte Bewegungsabläufe. Diese sind verantwortlich für den Großteil aller schwimmbedingten Beschwerden. Während Delphin- und Kraulschwimmer vornehmlich unter Impingement-Symptomatiken leiden, haben Rückenschwimmer häufig mit Instabilitäten der Schulter zu kämpfen. Dies ist auf die typische Bewegung der Arme von vorne über hinten oben zurückzuführen, bei der eine Luxationsgefahr gegeben ist. Impingement-Problematiken treten dann auf, wenn die Funktionsfähigkeit des Trapezmuskels herabgesetzt ist. Daher steht in diesen Fällen die Behandlung des Trapezmuskels im Vordergrund.

Aufgrund der wiederholten Armbewegungen in der Horizontalebene und darüber hinaus entwickelt sich bei aktiven Schwimmern nicht selten eine Schleimbeutelentzündung oder ein Einklemmungssyndrom.

Auch wenn beim Schwimmen genauso Gefahren für Ihre Gesundheit lauern, so lassen Sie sich dadurch nicht beunruhigen. Schwimmen bleibt trotzdem eine der gesündesten und risikoärmsten Sportarten.

Schleimbeutel- und Sehnenentzündungen an der Schulter, Muskelverkürzungen, Schmerzen in der Halswirbelsäule und Schulterluxationen findet man häufig unter Schwimmern.

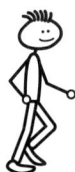

161

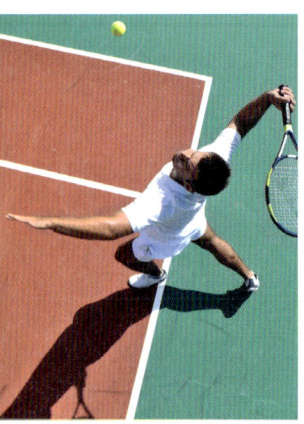

Wollen Sie mit Ihrem Aufschlag punkten? Vergessen Sie bitte nicht, sich vor einem Tennis-Match immer gut aufzuwärmen und schenken Sie dabei der Schulter besondere Aufmerksamkeit!

Schulter im Tennissport

Die Schulter erbringt im Tennissport Höchstleistungen. Sie wird bei einem Match ca. 250-mal belastet. Die Rotationsgeschwindigkeit beim Aufschlag liegt bei etwa 1700 Winkelgraden pro Sekunde. Hier spricht man von einer der explosivsten Beschleunigungen, zu denen der menschliche Körper fähig ist.

Tennis ist eine Sportart, die man theoretisch auch noch im fortgeschrittenen Alter ausüben kann, sofern alle Gelenke inklusive der Schultern mitmachen und nicht oder nur wenig in der Bewegung eingeschränkt sind. Wie bei der Schwimmerschulter besteht bei Tennisspielern aufgrund der Überkopfbewegungen ebenfalls ein gewisses Risiko einer Instabilität der Schulter und eines Impingements. Zu den Instabilitäten zählen Luxationen und Subluxationen, d.h. vollständige und unvollständige Verrenkungen eines Gelenks. Die Gelenkflächen stehen nicht mehr oder nur teilweise in Kontakt zueinander. (Sub-)Luxationen verlangen in der Regel nach einer Einrenkung und einer nachfolgenden Schonung in einem speziellen Verband. Um einer Schultersteife vorzubeugen, werden ältere Patienten (über 45 Jahre) relativ rasch wieder zur Mobilisation aufgefordert. Ihnen wird lediglich eine 2-wöchige Bewegungspause empfohlen, während die unter 45-Jährigen mit einer 3-wöchigen Bewegungspause vorlieb nehmen müssen.

Risse der Rotatorenmanschette sind bei aktiven Tennisspielern über 45 keine Seltenheit, da deren Sehnen sehr schlecht durchblutet sind. Aufgrund dessen sind bereits bei vielen Menschen ab dem 35. Lebensjahr Abnützungserscheinungen nachweisbar. Ab dem 50. Lebensjahr hat sie praktisch jeder. Bei Tennis-Senioren sind Schulterschmerzen zumeist auf diese Abnützungserscheinungen, auf Kalkablagerungen oder Sehneneinrisse zurückzuführen. Bei jungen Tennisspielern werden häufig Verkürzungen der Brustmuskeln, eine eingeschränkte Drehbeweglichkeit der Schulter sowie eine unzureichende Stabilisierung des Schulterblattes festgestellt. Durch das Abbremsmanöver des Armes bei jedem Schlag kann es zudem zu einer Entzündung des Schulterblattfortsatzes kommen.

Dies kann auf ein zu wenig effizientes Krafttraining zurückgeführt werden. Das ist der Beginn der Schulterschmerzen.

All diese Erkrankungen des Schultergürtels sind zwar für Sportler aufgrund der Sportkarenz nicht sehr erfreulich, lassen sich jedoch relativ einfach behandeln. Zunächst sollten schulterbelastende Bewegungen oder Tätigkeiten unterlassen werden. Abhilfe kann durch die Einnahme entzündungshemmender Medikamente geschaffen werden. Spezifische gymnastische Übungen, anfangs unter Anleitung eines kompetenten Therapeuten, sind hier sehr empfehlenswert, um die Gelenkstabilisatoren, insbesondere die Rotatorenmanschette sowie die Schlüsselbeinstabilisatoren zu kräftigen. Entzündungen im Schulterbereich verlangen vorerst nach Schonung oder gegebenenfalls nach Injektionen. Sehr häufig besteht eine Überbeweglichkeit der dominanten Schulter in der Außendrehbewegung, wodurch z. B. beim Aufschlag höhere Rotationskräfte wirksam werden. Diese Überbeweglichkeit kann zur Einklemmung der Rotatorenmanschette hinten oben an der Pfanne führen.

Etwa jeder 10. Tennisspieler leidet aber unter Schulterschmerzen mit eingeschränkter Beweglichkeit, insbesondere bei Drehbewegungen, sprich beim Aufschlag über Kopf. Um diese Beschwerden nicht chronisch werden zu lassen, sollte man rechtzeitig – wenn die Schulterschmerzen länger als 7–10 Tage andauern – einen Facharzt aufsuchen. Dieser wird Ihnen die geeignete Behandlung verschreiben. Nehmen Sie bitte die Schulterschmerzen nicht auf die leichte Schulter, damit Sie im Tennis weiterhin punkten können.

> Lassen Sie sich spezielle Dehn- und Kräftigungsübungen für die Schulter von Ihrem Trainer oder Therapeuten zeigen!

Schon gewusst?

Der schlimmste Feind der Schulter ist die Schonung: Eine Verkürzung der Sehnen und Bänder sowie eine Veränderung der Gelenkkapsel sind die Folgen.

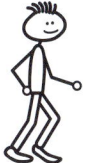

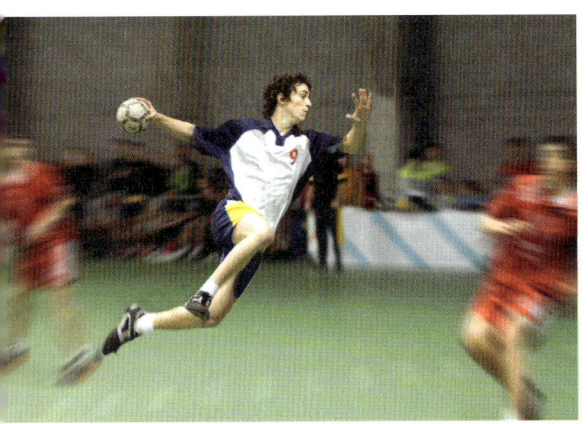

Schulter im Ballsport

Welcher gute Tennisspieler möchte nicht mit einem knallharten Aufschlag punkten? Welcher erfolgreiche Handballspieler hat nicht das Ziel, sich mit einem harten, präzisen Wurf für seine Mannschaft einzusetzen? Welcher Speerwerfer möchte nicht so weit wie möglich werfen? – Bei jeder dieser Disziplinen geht es um die Erreichung der größtmöglichen Abwurf- und Schlaggeschwindigkeit. Eine Herausforderung für jeden Sportler, aber auch für die Schulter selbst. In der Phase der Wurf- und Schlagbewegung treten enorme Bremskräfte auf, die eine große Belastung für die beteiligten Muskeln, Sehnen und Bänder darstellen. Je explosiver der Aufschlag beim Tennis, umso mehr Kraft muss dafür aufgewendet werden. Profisportler wissen mit ihrer Kraft umzugehen und diese auch richtig zu dosieren. Während die Abwurfgeschwindigkeit bei professionellen Werfern höher ist, ist die Bewegungsgeschwindigkeit der Hüfte, Schulter und Ellbogen deutlich reduziert.

Bereiten Sie beim Aufwärmtraining das Schultergelenk auf die Abbremsphase kurz nach dem Wurf vor.

Und welchem Profisportler ist es kein Anliegen, seine Leistungsfähigkeit zu steigern? Dies ist nur durch ein regelmäßiges, umfangreiches Training möglich. Was aber passiert in der Regel infolge der Leistungssteigerung? Es erhöhen sich die Belastungen auf den Schultergürtel, die wiederum das Risiko von Schulterverletzungen negativ beeinflussen. Die Liste der Verletzungen im Schulterbereich ist sehr lang. Die Ursachen dafür sind oft in mangelndem muskulärem Gleichgewicht, in Schulterinstabilitäten oder einseitigen Trainingsmethoden zu finden. Es werden insbesondere die bauchseitigen Muskelgruppen der Schulter und die Innenrotatoren trainiert, die zu diesem muskulären Ungleichgewicht führen. Schmerzhafte Fehlbelastungen sind die Folge. Zudem werden beim Aufwärmtraining Übungen verabsäumt, die das Schultergelenk auf die Abbremsphase im Moment nach dem Wurf vorbereiten. Zur Vorbeugung von Schulterverletzungen sollte daher in der Warm-up-Phase auf die Ausübung spezieller Übungen geachtet werden.

Auf das richtige Warm-up kommt es an!

Schon das Integrieren folgender Übungen schützt das Schultergelenk vor Verletzungen:

↘ Liegestütze gegen die Wand (Vergrößern Sie den Abstand zur Wand, um die Intensität zu erhöhen!)

↘ Liegestütze am Boden

↘ In der Liegestützstellung mit den Armen Vorwärts-, Rückwärts- und Seitwärtsbewegungen machen.

↘ In der Liegestützstellung mit den Armen auf leicht erhöhte Gegenstände steigen und wieder auf den Boden zurückkommen.

Die Erfahrung zeigt, dass Handballer mit Schulterschmerzen signifikant häufiger Muskelverkürzungen haben als diejenigen ohne Beschwerden. Ein falsches Krafttraining sowie zu geringe Aufwärm- und Dehnungsübungen können ursächlich dafür sein. Durch die Verkürzung einzelner Muskeln im Schultergelenk kommt es zu einem Höhertreten des Oberarmkopfes im Verhältnis zur Gelenkpfanne. Häufig sind auch Muskeln, die das Schulterblatt umgeben, geschwächt und sollten durch ein gezieltes Bewegungsprogramm trainiert werden.

Die Gefahr, ein Impingement zu erleiden, findet sich ebenfalls bei den Ballspielern; dort ist sie mit schulterzentrierenden Übungen, physiotherapeutischen Maßnahmen, Ultraschall- und Kälteanwendungen behandelbar. Sehr häufig besteht eine Überbeweglichkeit der dominanten Schulter in der Außendrehbewegung, wodurch

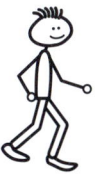

Schulterluxationen, Schleimbeutelentzündungen und Verletzungen der Rotatorenmanschette sind typische Verletzungen im Ballsport.

z. B. beim Aufschlag höhere Rotationskräfte wirksam werden. Diese Überbeweglichkeit kann zur Einklemmung der Rotatorenmanschette hinten oben an der Pfanne führen.

Menschen, die (regelmäßig) Ballsportarten ausüben, werden gerne von Schleimbeutelentzündungen in der Schulter heimgesucht. Auch Schulterluxationen sind nicht unüblich im Ballsport. Es muss darauf hingewiesen werden, dass junge Sportler unter 20 Jahren nach Erstluxationen extrem reluxationsgefährdet sind, d. h. die Gefahr einer weiteren Verrenkung ist groß. In einzelnen Fällen wird eine Operation angeraten, um keine weiteren Verrenkungen hervorzurufen, die mittel- bis langfristig das Gelenk schädigen können. Denken Sie daher bei Trainingsbeginn immer daran, die schulterumspannenden Muskeln, nämlich diejenigen, die das Schulterblatt steuern, zielgerichtet zu trainieren! Zuerst das Aufwärmtraining durchführen und dann erst das Spiel beginnen!

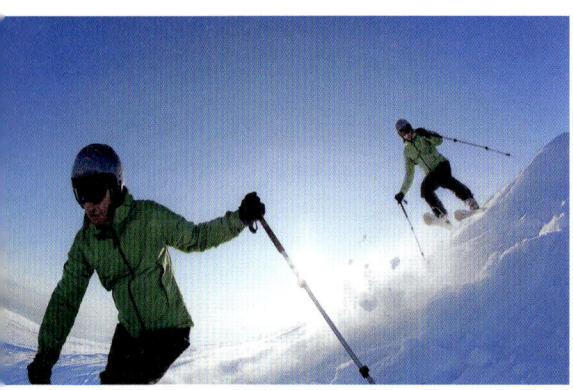

Schulter im Wintersport

In den vergangenen 20 Jahren hat sich der Skisport explosionsartig zum beliebten Freizeitsport für Jung und Alt entwickelt. Schätzungen zufolge dürften derzeit etwa 200 Millionen Menschen weltweit Ski fahren. Dementsprechend viele Unfälle spielen sich auf den Pisten ab. In erster Linie betreffen sie die Beine bzw. die Knie, an zweiter Stelle folgt der Schulter- und Armbereich. Schulterverletzungen sind auf Kollisionen mit Skifahrern, Bäumen oder anderen Hindernissen zurückzuführen. Selbst wenn diese nur leicht sind, klagen Patienten auch noch 3 Jahre später über Schmerzen in der Schulter. Sie sind im Vergleich zu Knie- und Knöchelverletzungen sturzbedingt und nicht technikabhängig.

Glaubt man systematisch durchgeführten Untersuchungen, so zeigt sich, dass die Zahl der Schulterverletzungen seit der Einführung der Carvingski 2002/2003 massiv gestiegen ist. Dabei handelt es sich um Skier mit einer stärkeren Taillierung, die obendrein kürzer als die klassischen Alpinski sind. Wurden noch vor 10 Jahren lediglich 35 % Schulterverletzungen und 55 % Beinverletzungen im Skisport festgestellt, so fand 2003 eine Trendumkehr statt und zu 55 % war bei den Stürzen die Schulterregion betroffen. Man führte dies auf die Länge der Skier zurück. Je kürzer die Bretter, desto eher ist die obere Körperregion, sprich die Schulter, betroffen.

Am häufigsten treten beim Skisport Zerrungen und Risse der Rotorenmanschette auf. Man schätzt dies auf etwa 25 %. In der Regel versucht man, diese Risse konservativ und nicht operativ zu behandeln. An zweiter Stelle der Schulterverletzungen stehen Schulterluxationen (nach vorne oder unten), die häufig zu chronischen Instabilitäten der Schulter führen. Nicht nur das, sie schränken auch massiv die Gebrauchsfähigkeit des Armes ein und verursachen heftige Schmerzen. Ist die Schulter eines jungen Sportlers schon einmal ausgekugelt, dann ist die Gefahr, dass dies beim nächsten Sturz wieder passiert, sehr hoch. Aus diesem Grund rät man jungen Verunglückten zu einer Operation nach einer Schulterluxation. Älteren Hobbysportlern über 50 empfiehlt man zumeist eine konservative Behandlung.

Gar nicht so selten ereignen sich auf den Skipisten Sprengungen des Schultereckgelenks (20 %), von denen einige ebenfalls konservativ behandelbar sind. Manche müssen jedoch operiert werden. Schlüsselbeinbrüche werden zu etwa 10 % bei Skiunfällen verzeichnet. Interessanterweise werden bei den männlichen Skifahrern mehr Schulterbrüche, bei den weiblichen Skifahrern mehr Knieverletzungen verzeichnet. Die Statistik spricht von 22 % Schulterbrüchen bei Männern und von 13 % bei Frauen.

Wirft man einen Blick auf die Verletzungen der Snowboardfahrer, dann zeigt sich, dass Schultern und Arme sehr anfällig bei Stürzen sind. Schulterverletzungen kommen sogar doppelt so oft vor wie bei

Warum haben Schulterverletzungen seit Einführung der Carvingski zugenommen?

Unter den männlichen Skifahrern finden sich mehr Schulterverletzungen, unter den weiblichen mehr Knieverletzungen.

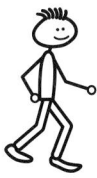

167

Die Skipisten sind (zumeist) bestens präpariert und das Material lässt immer höhere Geschwindigkeiten zu. Aber was ist mit der körperlichen Leistungsfähigkeit? Was hat sich hier geändert? Fahren Sie immer entsprechend Ihrem Können sowie Ihrem physischen und auch psychischen Zustand.

den Skifahrern. Hauptsächlich trifft es junge Menschen um das 20. Lebensjahr, die sich selbst und ihre körperlichen Fähigkeiten überschätzen. In der Regel sind die Pisten bestens präpariert und das neue Skimaterial lässt immer höhere Geschwindigkeiten zu. Damit steigt auch die Risikobereitschaft der (jungen) Snowboardfahrer. Was aber gleich bleibt, ist die körperliche Fähigkeit der Menschen. Weitere Verletzungen bei Stürzen mit dem Snowboard sind Schlüsselbeinbrüche, die gut mithilfe eines sogenannten Rucksack-Verbandes in ein paar Wochen behandelbar sind. Ist eine oder sind mehrere Sehnen, die am Oberarmkopf ansetzen, ein- oder abgerissen, spricht man von Verletzungen der Rotatorenmanschette, die zumeist operativ versorgt werden müssen.

Als vorbeugende Maßnahme zum Schutz der Schulter rät man Snowboardfahrern nicht nur regelmäßiges Koordinationstraining, sondern auch bei einem Sturz richtig abzurollen. Wie das geht, sollte im Trockentraining erlernt werden. Ein Ski-Tag sollte nie ohne Aufwärmübungen beginnen, denn gezieltes Aufwärmen beugt Verletzungen vor!

Drei schnelle Übungen für die Schultern:

↘ wechselseitiges Armschwingen nach vor und zurück (30–60 Sekunden), siehe Abbildung

↘ Arme und Oberkörper seitlich drehen (30–60 Sekunden)

↘ Halten Sie beide Skistöcke mit ausgestreckten Armen auf Schulterhöhe und drehen Sie den Oberkörper in aufrechter Haltung zur Seite. Bleiben Sie ca. 5 Sekunden in dieser Position und drehen Sie dann zur anderen Seite. Schauen Sie während der Übung auf die Skistöcke. 5-mal pro Seite.

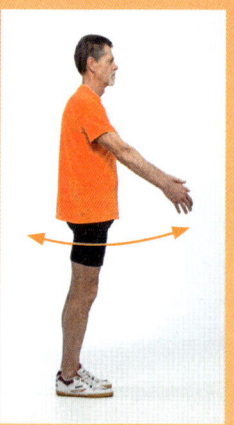

Funktionelle Verbände der Schulter

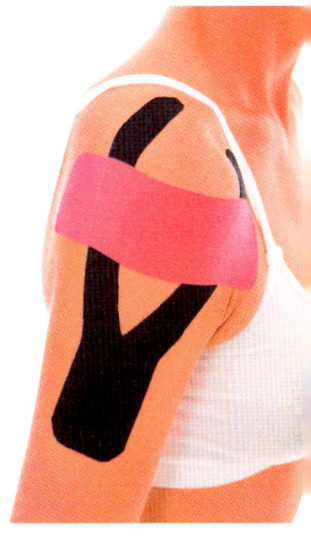

Funktionelle Verbände geben der Schulter bei Muskel- und Sehnenverletzungen Halt und Schutz. Wer von Ihnen hat noch nie Verspannungen im Nacken- oder Schulterbereich gehabt? – Diese lassen sich zumeist erfolgreich mit einem **Tapeverband** behandeln. Das Tapen ist für viele Leidgeplagte das Mittel zur Wahl, da es nicht nur Linderung bringt, sondern dadurch kaum Einschränkungen im Alltag hervorgerufen werden. Mit einem oder mehreren unelastischen Bändern (Tapes) wird der betroffene Muskel vom Ansatz zum Ursprung geklebt. Damit wird eine kontinuierliche lymphatische Massage der betroffenen Körperregion erreicht, die Verspannungen löst und Schmerzen lindert. Der Verband wird in der Regel mehrere Tage, in manchen Fällen sogar mehrere Wochen getragen. Das Anlegen eines Tapeverbandes im Selbstversuch kann eher schaden als wohltuende Entspannung bringen. Wenden Sie sich daher an einen Experten mit fachlich fundierter Ausbildung und lassen Sie sich von ihm den Verband korrekt anlegen. Beim Anlegen von Verbänden ist darauf zu achten, dass diese möglichst großflächig und unter Vermeidung von Hautirritationen und Spannungsblasen anzulegen sind. Ein Verband ist korrekt angebracht, wenn bei normalen Bewegungen weder Schmerzen noch Sensibilitätsstörungen oder Spannungsgefühle auftreten.

Bitte beachten Sie, dass eine längere vollständige Ruhigstellung mittels Verband von Nachteil für das Gelenk sein kann, da Kapsel-Band-Schrumpfungen sowie Gelenksteifigkeit nicht ausgeschlossen werden können. Bei bestimmten Verletzungsmustern macht jedoch eine Schonung des Schultergelenks über einen gewissen Zeitraum sehr wohl Sinn. Zur vorübergehenden Ruhigstellung des Schultergelenks und des Oberarms nach unkomplizierten Brüchen eignet sich gut ein **Desault-Verband**. Aufgrund der Gefahr der Schultergelenksversteifung darf der betroffene Arm nicht länger als 3 Wochen in diesem Schlauchverband oder mittels elastischer Binden geschont werden. In der Regel wird er nach etwa ei-

Ein Tapeverband an der Schulter gibt Halt und Schutz. Eine zu lange Ruhigstellung mittels Verband kann aber von Nachteil für das Gelenk sein.

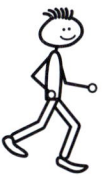

ner Woche durch einen Hängegips ersetzt. Dieser ermöglicht dem Patienten Pendel- und Kreisbewegungen des Schultergelenks, die durchaus schon nach kurzer Bewegungspause zwecks Erhaltung bzw. Wiedergewinnung der Mobilität Sinn machen.

Der **Gilchrist-Verband** (siehe S. 134) eignet sich besonders gut bei Verletzungen des Schulter- und Oberarmbereichs (z. B. nach Schulterluxationen), bei Verletzungen des Schultereckgelenks, aber auch für die ersten Tage nach einer Schulteroperation (z. B. Schultergelenkspiegelung). Er dient ebenfalls zur Ruhigstellung oder Fixierung, um Schmerz- und Stauungsfreiheit zu erreichen, ist aber etwas weniger stark fixierend als der Desault-Verband. Gilchrist-Verbände sind in verschiedenen Konfektionsgrößen erhältlich, sind wiederverwendbar und abnehmbar und mit Klettverschlüssen zu fixieren.

Das Abduktionskissen, auch „Briefträgerkissen" genannt, wurde als entlastende Armlagerung zur Behandlung von Schultererkrankungen entwickelt.

Die Lagerung auf einem **Abduktionskissen** („Dudelsack") wird empfohlen bei einem Impingement-Syndrom, einer Frozen shoulder, nach dem Einsetzen eines künstlichen Schultergelenks und Wiederherstellung der Rotatorenmanschette. Es wird wie eine dicke Tasche schräg über die Schulter getragen und dient zur Ruhigstellung des Schultergelenks sowie zur vorübergehenden Entlastung der Schulter. Der Unterarm liegt seitlich angewinkelt und leicht erhöht auf dem aufgeblasenen Kissen auf. Erfolgreich behandelbar sind Verletzungen des Schultereckgelenks mit Einrissen der Kapsel und Bänder. Komplizierte Brüche, Luxationen, entzündliche Veränderungen im Bereich des Schultergürtels, Sehnenabrisse sowie komplett abgerissene Bänder lassen sich nicht mit funktionellen Verbänden behandeln.

Bei Schlüsselbeinbrüchen wird als konservative Behandlung gerne ein **Rucksack-Verband** (siehe S. 47, 134) empfohlen. Dieser wird wie ein Rucksack kreuzförmig über die Schulterblätter gelegt und so befestigt, dass die Schultern nach hinten gezogen werden. Durch das Zurückziehen der Schultern wird der Schlüsselbeinbruch eingerichtet, die Schmerzen lassen nach und die Knochenbruchheilung wird beschleunigt. Es muss jedoch darauf geachtet werden, dass sich kein venöser Rückstau in den Armen bildet, der zu Gefühls- und Bewegungsstörungen des Armes führen kann. Dies kann verhindert werden, wenn der Verband nicht zu straff angelegt und immer wieder kontrolliert wird.

Sport mit künstlichem Schultergelenk

Auch mit künstlichen Schultergelenken kann man Sport betreiben. Denn die Funktionsfähigkeit des künstlichen Schultergelenks hat sich dank fortschrittlicher Operationstechniken und professionellen Prothesensystemen über die letzten Jahrzehnte deutlich verbessert. Aus diesem Grund schreckt man heute nicht davor zurück, auch jüngeren Menschen künstliche Schultergelenke einzusetzen. Mithilfe eines gezielten, moderaten Bewegungsprogramms nach der Operation werden ein guter Muskelaufbau sowie eine verbesserte Beweglichkeit erreicht. Die Schulter darf allerdings nicht zu stark belastet werden und beim Auftreten von Schmerzen muss das Training sofort unterbrochen werden.

Während man in der Vergangenheit Sport als möglichen Auslöser für die Lockerung künstlicher Schultergelenke gesehen hat, sieht man heute sportliche Aktivitäten nicht mehr nur mit einem kritischen Auge. So unterscheidet man Sportarten, bei denen hauptsächlich die Beine beansprucht werden, und schulterspezifische Disziplinen, die weniger geeignet sind. Zu den bedingt oder weniger geeigneten Sportarten zählen jene mit Überkopfbewegungen, einseitiger Beanspruchung der Arme und erhöhter Sturzgefahr.

Während **Schwimmen,** insbesondere langsames Brustschwimmen, generell empfehlenswert ist, können die Disziplinen Kraulen und Schmetterlingsschwimmen durch die kräftigen Überkopfbewegungen schädigende Wirkungen im Schultergelenk zur Folge haben.

Radfahren zählt ebenso zu den Sportarten, die problemlos mit einem künstlichen Schultergelenk ausgeführt werden dürfen. Beim **Mountainbiking,** also dem Fahren in unwegsamen Gebieten, muss die erhöhte Sturzgefahr berücksichtigt werden. Also Vorsicht!

Sie müssen nicht auf Sport verzichten, wenn Sie ein künstliches Schultergelenk haben. Es kommt allerdings auf die Sportart an!

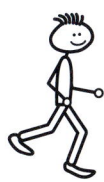

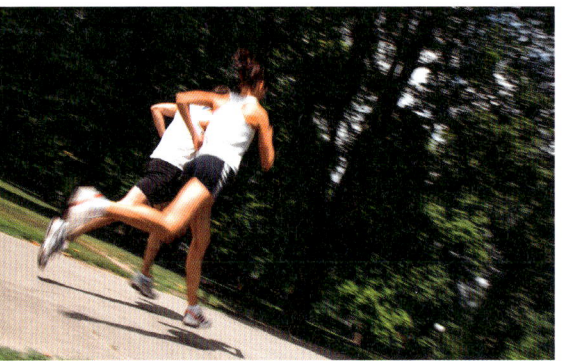

Wandern, Laufen oder **Gymnastik ohne Trainingsgeräte** sind Bewegungen, die der Schultergesundheit dienen. Krafttraining der Arme ist jedoch für Träger eines künstlichen Schultergelenks absolut tabu!

Sofern Sie bereits vor Ihrer Schulteroperation **Golf** gespielt haben und mit diesen Bewegungsmustern vertraut sind, darf dieser Sport auch nachher ausgeübt werden. Das Schultergelenk wird zwar nicht wesentlich mehr belastet, dennoch zählen Golf wie **Reiten, Kegeln, Skilauf, Leichtathletik, Rudern** und **Segeln** nur zu den bedingt geeigneten Sportarten. Abrupte Bewegungen sind zu vermeiden, dosierte Bewegungen werden befürwortet. Wenig geeignet sind alle Überkopfsportarten, zu denen **Tennis, Badminton** sowie sämtliche **Wurfsportarten** gehören. Sie sind mit hohen dynamischen Belastungsspitzen und großen Bewegungsumfängen verbunden und daher nur eingeschränkt zu empfehlen. Zu den absolut ungeeigneten Sportarten zählen **Bodybuilding, Schnellkraftdisziplinen** sowie **Kampfsportarten.**

Bevor sich Menschen mit künstlichen Schultergelenken (wieder) sportlich betätigen wollen, bedarf es eines ausführlichen medizinischen Beratungsgespräches, in dem der Zeitpunkt der Wiederaufnahme sportlicher Aktivitäten, die Belastungsintensität und vor allem die geeignete Sportart besprochen werden. Das Ausmaß der Schulterbeweglichkeit und die muskuläre Gelenkstabilisierung sind dafür entscheidende Faktoren. Sportliche Vorerfahrungen helfen dem Prothesenträger bei der Wiederaufnahme seiner sportlichen Hobbys, weil er die notwendigen Bewegungsmuster nicht neu erlernen muss.

Bedenken Sie also, auch ein künstliches Schultergelenk soll bewegt werden, aber nicht alle Bewegungen tun ihm gut! Wenn Sie dies beachten, werden Sie lange Freude mit dem künstlichen Gelenkersatz haben und trotzdem sportlich bewegt durchs Leben gehen können.

Ein ausführliches medizinisches Beratungsgespräch, in dem über den Zeitpunkt der Wiederaufnahme sportlicher Aktivitäten sowie über die Belastungsintensität gesprochen wird, ist Menschen mit Schulterprothesen anzuraten.

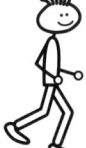

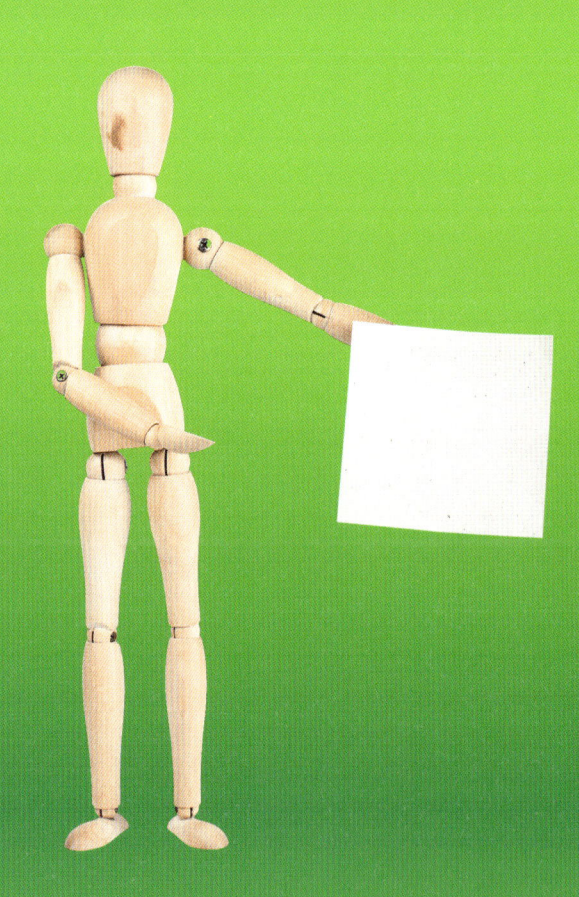

Anhang

Simple Shoulder Test
(Einfacher Schultertest)
nach LIPPITT, HARRYMANN und MATSEN

Dieser Test wird von Patienten ausgefüllt. Er besteht aus 12 Ja/Nein-Fragen und gibt Auskunft über den aktuellen Schmerz- und Funktionszustand. Jede mit „Ja" beantwortete Frage zählt einen Punkt. Mit „Nein" beantwortete Fragen bekommen keinen Punkt.

Je mehr Fragen mit „Nein" beantwortet werden, umso komplexer ist Ihr Schulterproblem und umso wichtiger wäre eine Behandlung. Wird der Test nach der Therapie wiederholt, zeigt das Ergebnis den Erfolg der gewählten Behandlungsoption.

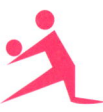

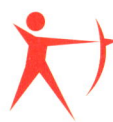

| Dominante Hand | rechts ○ | links ○ | beidhändig ○ |

| Betroffene Seite | rechts ○ | links ○ |

1. Ist Ihre Schulter bei angelegtem Arm schmerzfrei?   Ja ○   Nein ○

2. Können Sie auf der Schulter bequem schlafen?   Ja ○   Nein ○

3. Können Sie am Rücken Ihr Hemd in die Hose stecken?   Ja ○   Nein ○

4. Können Sie Ihren Hinterkopf berühren und dabei Ihren Ellbogen zur Seite strecken?   Ja ○   Nein ○

5. Können Sie eine Tasse in ein Regal (auf Schulterhöhe) stellen, ohne Ihren Ellbogen zu beugen?   Ja ○   Nein ○

6. Können Sie eine Milchpackung (½ Liter) in ein Regal (auf Schulterhöhe) stellen, ohne Ihren Ellbogen zu beugen?   Ja ○   Nein ○

7. Können Sie einen 4 kg schweren Gegenstand in ein Regal (auf Schulterhöhe) stellen, ohne Ihren Ellbogen zu beugen?   Ja ○   Nein ○

8. Können Sie einen etwa 10 kg schweren Gegenstand auf der erkrankten Seite tragen?   Ja ○   Nein ○

9. Können Sie einen Ball mit der erkrankten Seite über Kopf problemlos werfen?   Ja ○   Nein ○

10. Können Sie einen Ball mit der erkrankten Seite von unten problemlos werfen?   Ja ○   Nein ○

11. Können Sie mit Ihrem erkrankten Arm die Schulter der Gegenseite waschen?   Ja ○   Nein ○

12. Können Sie aufgrund Ihres erkrankten Arms Ihrem Beruf ganztags nachgehen?   Ja ○   Nein ○

Häufig gestellte Fragen

↘ *Wie lässt sich eine Schulterarthrose verhindern?*
Die Hauptursache für diese schmerzhafte Entzündung in der Schulter sind Über- oder Fehlbelastungen der Gelenke. Diese entstehen infolge von zu wenigen oder zu einseitigen Bewegungsabläufen.
Auch Ernährung spielt eine wichtige Rolle. Zu viel Fleisch und Fett und die damit verbundene Aufnahme von Arachidonsäuren begünstigen Entzündungsvorgänge. Durch die regelmäßige Zufuhr von ausreichend Obst und Gemüse können Sie sich vor schmerzhaften Entzündungen schützen. Manche Experten empfehlen, regelmäßig Fastenkuren zu machen. Sie entlasten den Stoffwechsel und reinigen den Körper von Giftstoffen. Eine ein- bis zweiwöchige Fastenkur kann für manche Gelenke Wunder wirken.

↘ *Wie schnell muss die Schulter nach einer Luxation eingerenkt werden?*
Nach Möglichkeit relativ schnell, d. h. am besten möglichst kurz nach der Verletzung.

↘ *Wer kann das Schultergelenk einrenken?*
Lassen Sie bei Schulterluxationen immer einen Fachmann ran! Dieser wird vor und nach der Einrenkung ein Röntgen veranlassen. In manchen Fällen muss die Einrenkung unter Narkose erfolgen, um Folgeschäden zu vermeiden.

↘ *Muss eine Kalkschulter immer behandelt/operiert werden?*
Wenn die Kalkablagerungen keine Beschwerden verursachen, besteht kein unmittelbarer Behandlungsbedarf. Eine Behandlung sollte allerdings erfolgen, wenn ein Kalkherd nachgewiesen ist und entsprechende Beschwerden bestehen.

↘ *Was sind die Vorteile einer Arthroskopie des Schultergelenks?*
Mittels Arthroskopie kann der erfahrene Operateur sämtliche Schäden am Schultergelenk mit einer Minikamera exakt beurteilen und zugleich optimal behandeln. Der Vorteil gegenüber einer sogenannten „offenen" Operation ist, dass bei einer Arthroskopie keine gesunden Gewebestrukturen unnötig verletzt werden, um an das beschädigte Gelenk zu gelangen. Somit ist die Schulterarthroskopie für den Patienten weniger belastend und schmerzhaft als eine offene Operation. Zudem erholt sich das Schultergelenk rascher und ist auch rascher wieder belastbar. Der stationäre Aufenthalt beträgt nur 2 bis 3 Tage.
Darüber hinaus sind bei einer Schulterarthroskopie in der Regel die allgemeinen Operationsrisiken wie Infektion, Nachblutung, Nervenverletzung, Gelenkeinsteifung etc. deutlich geringer als bei einer offenen Schulteroperation.

↘ *Soll man eine Schulteroperation möglichst lange hinauszögern, wenn man noch jung ist (unter 30)?*
Nein, denn jungen und vor allem sportlichen Menschen sind die Beweglichkeit und Stabilität der Schulter sehr wichtig und diese tragen zur Aufrechterhaltung einer guten Lebensqualität bei. Bei manchen Schulterverletzungen bzw. -erkrankungen sollte nicht zu lange auf den chirurgischen Eingriff gewartet werden, um keinen größeren Schaden anzurichten.

↘ *Wie bewegungseingeschränkt bin ich mit einem künstlichen Schultergelenk?*
Das Ergebnis der Schulterimplantation hängt nicht nur von der Operation selbst ab, sondern auch von der Beweglichkeit und dem Zustand der Muskulatur davor. In der Regel ist die Schulter mit einem künstlichen Gelenk unmittelbar nach der Operation übungsstabil. In den meisten Fällen sind normale alltägliche Verrichtungen und leichte sportliche Aktivitäten problemlos eine Woche nach der Operation möglich. Von schwerer körperlicher

Arbeit mit dem betroffenen Arm ist eher abzuraten, selbst wenn das künstliche Schultergelenk perfekt sitzt und funktioniert.

↘ *Wie lange darf ich nach Einsetzen eines künstlichen Schultergelenks keinen Sport betreiben?*
Als sportlicher, bewegungshungriger Mensch brauchen Sie nach einer Schulteroperation viel Geduld. Denn bis Sie Ihre operierte Schulter wieder vollständig einsetzen dürfen, dauert es etwa 3–6 Monate. Vermeiden Sie aber auch nachher stark schultergelenkbelastende Sportarten mit ruckartigen Bewegungen wie Tennis oder Squash sowie Aktivitäten mit Überkopfbewegungen (Wurfsportarten).

↘ *Wie lange hält ein künstliches Schultergelenk?*
Etwa 10–15 Jahre.

↘ *Seit wann werden Schulterprothesen eingesetzt?*
Das erste künstliche Schultergelenk wurde 1893 vom Franzosen J. P. Pean entwickelte. Es bestand aus Platin und Hartgummi und wurde bei einem Patienten eingesetzt, dessen Schultergelenk durch Tuberkulose zerstört war. Doch 2 Jahre später musste Pean die künstliche Schulter wegen wiederholter und anhaltender Infektionen entfernen.
1951 gelang dem amerikanischen Orthopäden Charles Neer II. der erste Schritt zur Entwicklung der modernen Schulterprothesen. Er entwickelte die noch heute gebräuchliche Basiskonstruktion für künstliche Schultergelenke. 1973 wurde unter dem Einsatz von Stellbrink, der die Oberarmprothese von Neer mit seiner künstlichen Pfanne kombinierte, der totale Gelenkersatz vorgestellt. Anfang der 1990er-Jahre kamen Modelle der zweiten Generation auf den Markt und im Laufe der 1990er-Jahre erlebten die Schulterprothesensysteme durch die zementfreie Verankerung eine Renaissance. Mittlerweile sind Schulterendoprothesen der 5. Generation am Markt, die die Anatomie der Schulter nahezu zu 100 % berücksichtigen.

↘ *Welches Material wird für das künstliche Gelenk verwendet?*
Es werden spezielle Metalllegierungen bestehend aus Nickel, Chrom, Kobalt und Molybdän verwendet. Für Patienten mit Metallallergie gibt es künstliche Gelenke aus Titan.

Begriffsbestimmungen

Abduktion: seitliches Wegführen bzw. Abspreizen eines Körperteils von der Körpermitte

Adduktion: Heranführen eines Körperteils an die Körperachse

adipös: fettleibig

Akromion: Schulterhöhe; Schulterdach

analgetisch: schmerzlindernd

Anästhetikum: Medikament, das eine zeitweise Verminderung oder Ausschaltung der Schmerzempfindung bewirkt und auch als Narkosemittel zu Operationszwecken dient

Arthritis: schmerzhafte, entzündliche Gelenkserkrankung („Rheuma"), die zu einer Zerstörung von Knorpel und Gelenken führen kann

Arthrografie: radiologische Untersuchungsmethode von Gelenken

atroph: verkümmert, rückgebildet

Arthrose: altersbedingte, meist nicht mehr rückgängig zu machende Gelenkabnützung

Arthroskopie: Gelenkspiegelung; eine minimal invasive Methode, die es dem Operateur erlaubt, auf schonende Weise, nämlich mittels kleinster Einstiche und einer geeigneten Optik, einen umfassenden Befund zu erheben. Die Methode hat diagnostische Bedeutung, kann aber auch für Behandlungszwecke genutzt werden.

Ätiologie: Lehre von den Krankheitsursachen

Bursa: Schleimbeutel

Bursitis: Schleimbeutelentzündung

Chronifizierung: Übergang von der vorübergehenden zur dauerhaften (chronischen) Präsenz einer Erkrankung oder eines Symptoms; chronische Schmerzen können begünstigt werden, wenn das Behandlungsverfahren zu spät oder ohne abgestimmtes Konzept angewendet wird.

Compliance: „Therapietreue", kooperatives Verhalten des Patienten im Rahmen der Behandlung

Corticoide: auch Kortikosteroide oder Cortine genannt; sie entstehen aus dem Ausgangsstoff Cholesterin; das Grundgerüst aller Corticoide ist das Progesteron.

degenerativ: durch Verschleiß (Degeneration) bedingt

Deformität: Zustand, der aus einer Deformierung resultiert (auch jede angeborene Fehlbildung)

Differenzialdiagnose: oft mit DD abgekürzt, Erkrankung mit ähnlicher bzw. nahezu identischer Symptomatik, die vom Arzt neben der eigentlichen Verdachtsdiagnose ebenfalls als mögliche Ursache der Patientenbeschwerden in Erwägung gezogen werden muss.

Dislokation: Verschiebung oder Verdrehung von Knochen oder Knochenteilen gegeneinander

disloziert: verschoben, verlagert

Drainage: medizinische Behandlungsmethode, die krankhafte oder vermehrte Körperflüssigkeiten ableitet oder absaugt

Elevation: Heben des Armes über die Horizontalebene

Endoprothese: Bezeichnung für ein künstliches Körpergelenk. Es werden zwei Prothesenarten angeboten, die Voll- und die Teilprothesen. Bei der Vollprothese wird das ganze Gelenk durch ein künstliches Gelenk ausgetauscht, bei der Teilprothese lediglich Teile des zerstörten/abgenutzten Gelenks

Endoprothesen-Pass: Im Endoprothesen-Pass in Scheckkartenformat stehen die wichtigsten Angaben zur Prothese wie Datum der Einsetzung, Form und Material der Prothese. Er ist auf Reisen für den Zugang durch die Sicherheitskontrolle notwendig.

Faszie: derbe Hüllschicht aus Bindegewebe, die einzelne Muskeln, Muskelgruppen oder ganze Körperabschnitte umgeben kann

Flexion: Beugung

Fragment: Teilstück; abgesprengtes Bruch- oder Teilstück einer anatomischen Struktur

Fraktur: Knochenbruch

Genese: Entstehung bzw. Ursache von Erkrankungen

Globuli: (Streu)Kügelchen, die in der Homöopathie eingesetzt werden

Hämatom: Bluterguss

Heparin: Substanz zur Blutgerinnungshemmung, eingesetzt zur Prophylaxe und Behandlung von Thrombosen

Hyaluronsäure: wichtiger Bestandteil des Bindegewebes und der Gelenkflüssigkeit; sie wirkt als Schmiermittel bei allen Gelenkbewegungen und wird daher für Spritzen in arthrotische Gelenke verwendet. Damit wird oft Schmerzfreiheit erreicht, eine vollkommene Heilung ist jedoch nur in seltenen Fällen möglich. Man kann damit die Zeit bis zur Gelenkersatz-Operation mittels Schmerzfreiheit gut überbrücken.

Impingement: (engl. „Zusammenstoß"), bezeichnet in der Orthopädie und Unfallchirurgie eine Funktionsbeeinträchtigung der Gelenkbeweglichkeit; es entsteht zumeist durch Abnützung oder Einklemmung von Kapsel- und Sehnenmaterial

Implantation: Einpflanzung

Indikation: Heilanzeige; bezeichnet in der Medizin den Grund für die Durchführung einer bestimmten ärztlichen Maßnahme

Intrakutannaht: eine besondere Form der Hautnaht, bei der sich der Faden knapp unter der Hautoberfläche hin- und herwendelt

irreversibel: physische oder psychische Schäden, die nicht durch körpereigene Reparaturmechanismen oder medizinische Intervention umgekehrt werden können

isometrisch: bedeutet „von gleicher Länge". Eine Kontraktion ist isometrisch, wenn sich die Länge des Muskels nicht verändert.

Kallus: Schwiele; harte Haut

Kalzifikation: Einlagerung von Kalziumsalzen

Kernspintomografie: bildgebendes Verfahren zur Untersuchung von Körpergeweben

Klavikula: Schlüsselbein

Knochenzement: Zweikomponentenkleber mit rascher Aushärtung, der bei der zementierten Methode zur Fixierung von künstlichen Gelenken im Knochen verwendet wird

Krepitation: knirschende Geräusche aus einem Gelenk

Labrumresektion: operative Entfernung der Gelenklippe

Läsion: Verletzung, Schädigung oder Störung einer anatomischen Struktur

Ligamentum: Band

livide: blaugraue oder bläulich-violette Verfärbungen der Haut; verwendet zur Beschreibung schlecht durchbluteter, fahler Gewebe, besonders der Haut

Luxation: Ausrenkung von Gelenken (z. B. Schulter, Ellbogen, Hüfte); dabei handelt es sich um einen vollständigen oder unvollständigen Kontaktverlust gelenkbildender Knochenenden.

Magnetresonanzarthrografie: radiologische Untersuchungsmethode von Gelenken

malign: bösartig

minimal invasive Operation: schonender operativer Eingriff mit möglichst kurzem Hauteinschnitt

neurovaskulär: das Funktionssystem der Nerven und Blutgefäße betreffend, z. B. Migräne

Omarthrose: Arthrose des Schultergelenks

Orthese: ein industriell oder durch Orthopädietechniker hergestelltes medizinisches Hilfsmittel zur Stabilisierung, Ruhigstellung und Entlastung

Ossifikation: Verknöcherung

Osteoporose: Knochenschwund verursacht durch Verringerung der Knochenmasse und Veränderung der Knochenqualität, der mit einer Abnahme der Knochenfestigkeit und einem Stabilitätsverlust einhergeht. Infolgedessen treten Knochenbrüche an typischen Stellen im Bereich der Wirbelsäule und an den Gliedmaßen auf.

osteophytäre Anbauten: knotenartige Verdickungen

Osteosynthese: operative Versorgung von Knochenbrüchen und anderen Knochenverletzungen mit künstlichen Gelenksteilen, die zumeist aus Metall bestehen

Palpation: in der Medizin die Untersuchung des Körpers durch Betasten

pathologisch: krankhaft oder krankheitsbezogen

postoperativ: nach der Operation

Prädisposition: ererbte, genetisch bedingte Anlage oder Empfänglichkeit für bestimmte Krankheiten oder Symptome

Prävalenz: Häufigkeit einer Krankheit oder eines Symptoms in einer Bevölkerung zu einem bestimmten Zeitpunkt

progredient: fortschreitend

Progression: Fortschreiten

Prophylaxe: Vorbeugung; Maßnahmen zur Vorbeugung gegen Gefahren, Krankheiten, Unfälle etc.

Pseudarthrose: Falschgelenk. Aus einer gestörten Knochenbruchheilung kann ein Falschgelenk, eine sogenannte Pseudarthrose entstehen.

Revision: erneute Durchführung einer Behandlung/Operation

Rotation: Drehbewegung

Ruptur: „Zerreißung" oder Riss eines inneren Organs, eines Muskels, eines Gefäßes, eines Bandes oder einer Sehne

Screening: engl. für Durchleuchten, Selektion, Rasterung; z.B. Brustkrebs-Screening, Neugeborenen-Screening

Sedierung: Dämpfung von Funktionen des zentralen Nervensystems durch ein Beruhigungsmittel

Sedoanalgesie: wird häufig bei diagnostischen und therapeutischen Eingriffen verwendet. Die Patienten werden mittels beruhigender Medikamente in einen Dämmerschlaf gebracht; an den operativen Eingriff können sie sich meistens nicht erinnern.

Steroide: sind Abkömmlinge des Kohlenwasserstoffs Steran; natürliche Steroide kommen in Pflanzen, Tieren und Pilzen vor. Im menschlichen Organismus und in Tieren stellt Cholesterin das wichtigste Steroid dar.

Syndrom: das gleichzeitige Vorliegen verschiedener Krankheitszeichen

Synovialflüssigkeit: Gelenkschmiere

TEP – Totalendoprothese: komplettes künstliches Gelenk

Thrombose: Gefäßverschluss, bei der sich ein unerwünschtes Blutgerinnsel (Thrombus) in einem Gefäß bildet und unbehandelt zur Lungenembolie führen kann.

Traktion: Bei der Traktion werden Gelenkpartner durch Zug voneinander entfernt.

Thorax: Brustkorb

Trauma: Verletzung; Wunde

Tuberculum/Tuberkula: eine erhabene, höckerartige oder knötchenförmige Struktur

Literaturverweise

Echtermeyer, V. et al. (2005): Praxisbuch Schulter. Verletzungen und Erkrankungen systematisch diagnostizieren, therapieren, begutachten. Thieme Verlag, Stuttgart

Habermeyer, P. (2002): Schulterchirurgie. Urban & Fischer Verlag, München

Hauser-Bischof, C. (2003): Schulterrehabilitation in der Orthopädie und Traumatologie. Thieme Verlag, München

Heisel, J. et al. (2009): Die Schulter. Rehabilitation nach Verletzungen und operativen Eingriffen. Pflaum Verlag, München

Kessler, M. A. et al. (2006): Verletzungen und Erkrankungen des Schultergelenks. Einteilungen – Typen – Stadien. Marseille Verlag, München

Lippitt, S. B., Harrymann, D. T., Matsen, F. A. (1993): A practical tool for evaluation function: the simple shoulder test. In: The Shoulder: A Balance of Mobility and Stability. Matsen, F. A., Fu, F. H., Hawkins, R. J. (ed.), American Academy of Orthopedic Surgeons, Rosemont, IL, p. 501–518

Peters, K. M. et al. (1999): Die Schulter im Sport. Prävention, Diagnostik und Therapie von Sportverletzungen und Überlastungsschäden der Schulter. Thieme Verlag, Stuttgart

Schönbeck, J. (2012): Physiotherapie Schulter. Konservative und postoperative Rehabilitation. Urban & Fischer Verlag, München

Stichwortverzeichnis

189

Bildquellen

Seite 12, 152: © keko64 – fotolia.com; Seite 14 oben, Mitte, 15 unten, 49, 52 oben: © Sebastian Kaulitzki – fotolia.com; Seite 14 unten, 16 oben, 33 Mitte, 43, 79, 101 oben, 102 oben, 103, 107, 108, 140: © Jim Mills – fotolia.com; Seite 15 Mitte, 16, 39, 44, 73: © elvira gerecht – fotolia.com; Seite 18, 25, 29, 34, 37, 56, 60, 64, 70, 76, 90 oben: © Alila Medical Images – fotolia.com; Seite 19: © eblue – fotolia.com; Seite 22, 96: © Gelpi – fotolia.com; Seite 24: © Dirima – fotolia.com; Seite 28, 33 oben, 46, 52 unten, 65, 77, 90 unten, 93, 112, 125 unten: © Prim. Univ. Doz. Dr. Thomas Müllner; Seite 53: © peterjunaidy – fotolia.com; Seite 74, 134 Mitte und rechts: © Florian Spielauer; Seite 80: © Giuseppe_R – fotolia.com; Seite 82: © Visionär – fotolia.com; Seite 84: © aceshot – fotolia.com; Seite 86, 130: © Adam Gregor – fotolia.com; Seite 92 oben: © Picture-Factory – fotolia.com; Seite 92 unten: © James Steidl – fotolia.com; Seite 99: © Klaus Eppele – fotolia.com; Seite 101: © Christian Schwier – fotolia.com; Seite 102 unten: © icefront – istockphoto.com; Seite 104: © Ambrophoto – fotolia.com; Seite 106: © Laurent Hamels – fotolia.com; Seite 109: © Robert Kneschke – fotolia.com; Seite 110: © Manuel Tennert – fotolia.com; Seite 111: © smartmediadesign – fotolia.com; Seite 117: © zexis – fotolia.com; Seite 118: © RTimages – fotolia.com; Seite 122: © Rido – fotolia.com; Seite 125 oben: © alexonline – fotolia.com; Seite 129: © Winne – fotolia.com; Seite 134 links: © Dan Race – fotolia.com; Seite 138: © Kai Koehler – fotolia.com; Seite 143 oben, 144, 145 oben, 146, 147, 148, 149 oben, 150, 151, 168: © Prof. Dr. Hans Tilscher/Fotostudio Huger Wien; Seite 143 unten, 145 unten, 149 unten: © Margit Power – fotolia.com; Seite 156 oben: © samott – fotolia.com; Seite 156 unten: © ARochau – fotolia.com; Seite 159 oben: © Yuri Arcurs – fotolia.com; Seite 159 unten: © Stefan Schurr – fotolia.com; Seite 162: © .shock – fotolia.com; Seite 164: © carmeta – fotolia.com; Seite 165: © apops – fotolia.com; Seite 166: © rcaucino – fotolia.com; Seite 169: © Kalim – fotolia.com; Seite 172: © Martinan – fotolia.com; Seite 174: © Taigi – fotolia.com; Seite 176: © mattygraphic – fotolia.com

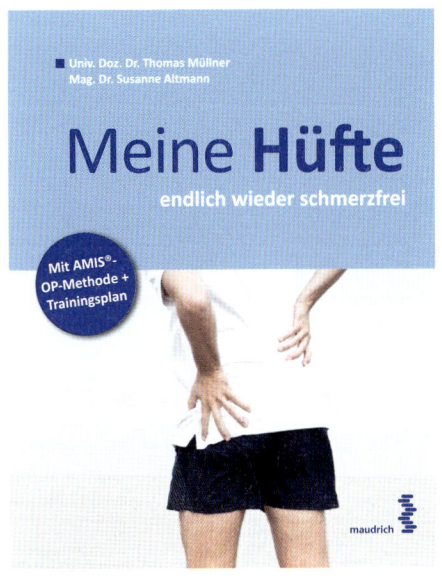

Univ. Doz. Dr. Thomas Müllner,
Mag. Dr. Susanne Altmann

Meine Hüfte
endlich wieder schmerzfrei

maudrich 2013, 200 Seiten, Klappenbroschur
EUR 19,90 (A) / EUR 19,40 (D)
ISBN 978-3-85175-977-8

Endlich wieder schmerzfrei:
Ein Ratgeber, der informiert, aufklärt und Ängste, Sorgen und Zweifel ausräumt!

Sie leiden unter Hüftbeschwerden und suchen einen Weg aus dem Schmerz? Dieser Ratgeber informiert Sie rasch und kompetent über häufige Hüfterkrankungen und stellt Ihnen verschiedene Behandlungsmöglichkeiten vor. Leicht verständliche, fundierte Erklärungen helfen Ihnen dabei, sich für die richtige Behandlung zu entscheiden. Erstmals und detailliert dargestellt: Das neue, minimal invasive Operationsverfahren AMIS® als besonders schonender Weg zu einer neuen Hüfte.

Ihr PLUS:

• Ihre Hüftbeschwerden im Fokus: Diese physikalischen, medikamentösen
  und operativen Behandlungsmethoden helfen
• Das AMIS®-Verfahren: Möglichkeiten der neuen Hüft-Operation
• Mit Trainingsplan zum Muskelaufbau nach der Operation

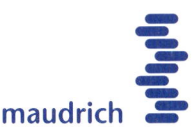